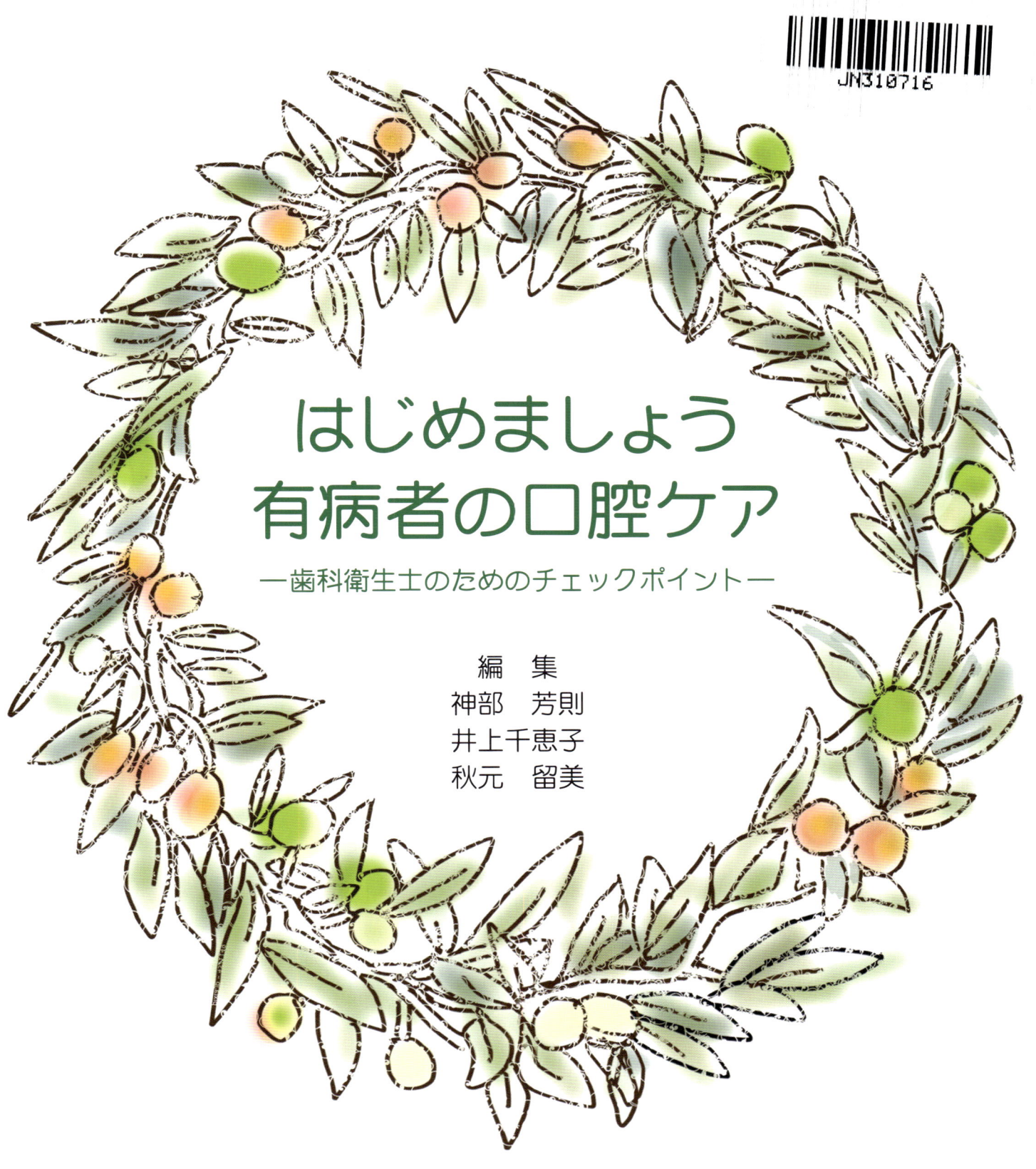

はじめましょう
有病者の口腔ケア
―歯科衛生士のためのチェックポイント―

編　集
神部　芳則
井上千恵子
秋元　留美

学建書院

執　筆 (50音順)

自治医科大学薬理学講座准教授	相澤　健一
那須赤十字病院歯科衛生士	秋元　留美
国際医療福祉大学病院歯科衛生士	阿見由起子
自治医科大学歯科口腔外科学講座助教	伊藤　弘人
自治医科大学附属病院主任歯科衛生士	井上千恵子
那須赤十字病院歯科衛生士	大橋　　望
国際医療福祉大学病院歯科衛生士	川島　理恵
自治医科大学附属病院専任歯科衛生士	北方　恵美
自治医科大学歯科口腔外科学講座臨床助教	佐瀬美和子
自治医科大学歯科口腔外科学講座教授	神部　芳則
協和中央病院歯科口腔外科医長	仙名あかね
神奈川歯科大学大学院口腔科学講座教授	槻木　恵一
自治医科大学歯科口腔外科学講座病院助教	土屋　欣之
自治医科大学歯科口腔外科学講座病院助教	早坂　純一
自治医科大学薬理学講座教授	藤村　昭夫
とちぎ歯の健康センター 東京医科歯科大学大学院麻酔・生体管理学分野	牧野　兼三
那須赤十字病院歯科口腔外科部長	宮城　徳人
自治医科大学附属病院専任歯科衛生士	若林　宣江

はじめに

　近年の生命科学の発展，医学の進歩によって，現在の日本は，まさに超高齢社会を迎えました．それに伴い，いわゆる有病者も急増しています．このような有病者が，病院歯科のみならず，一般の歯科医院を受診する機会は多くなっています．これまで，有病者歯科学に関する優れた教科書は数多く出版されていますが，そのほとんどが歯科医師を対象としたものでした．一方，歯科衛生士の教育要綱は大きく変化し，教育内容も以前より充実してきました．しかし，患者さんの全身の評価や，内科学の基本などの分野については，十分とはいえないのが現状ではないでしょうか．歯科診療に際しても，全身的な要因のためリスクを伴うことが，現場ではしばしば見受けられます．歯科診療の介助のほか，歯周病の処置や口腔ケアをとおして患者さんに接する歯科衛生士は，患者さんの全身状態の評価や有病者歯科学・内科学の基本を理解している必要があります．そこで，歯科衛生士を対象に，有病者が歯科医院を受診した場合に，何を確認すべきか，どう対応したらよいのか，チェアサイドですぐに確認できるチェックポイントをまとめました．

　まず，有病者の口腔ケアの重要性，全身状態の評価法，検査結果の見方，おもな薬物の種類や特徴などを記載しました．つづいて，おもな疾患ごとに歯科治療前，歯科治療開始時，歯科治療中の3項目に分け，特に，歯周病治療や口腔ケアに関連したチェックポイントを明記しました．まずはじめに，チェックポイントを確認し，必要に応じて読みすすめていただければと思います．さらに，実際の症例を提示しました．この症例は，3つの病院の歯科衛生士が実際に携わったものです．それぞれ担当した歯科衛生士に記載してもらいました．本書の内容は，臨床に携わる歯科衛生士にとって十分に参考になるものと確信します．

　最終章に，歯科医院での具体的な応急処置法と実際の症例を提示しました．急変時に備え，対処法について知識を得ておくことが大切です．

　本書が，より多くの歯科衛生士の方々に活用されることを，また，有病者の安全な歯科治療，口腔ケアのために応用され，これからの口腔医療の発展につながることを祈念します．

2015年3月

自治医科大学歯科口腔外科学講座

神　部　芳　則

もくじ

頁	章	タイトル	著者
2	1	有病者の口腔ケアの大切さ	槻木恵一
6	2	患者さんが診察室に入ってきたら	神部芳則
8	3	バイタルサインについて	早坂純一
12	4	臨床検査値のチェックポイント（血液検査，尿検査）	宮城徳人
16	5	内服薬のチェックポイント	相澤健一・藤村昭夫
22	6	感染対策のチェックポイント	井上千恵子・秋元留美
26	7	高血圧症の患者さんが来院したら	早坂純一・秋元留美・大橋　望
34	8	糖尿病の患者さんが来院したら	神部芳則・井上千恵子
46	9	心疾患の患者さんが来院したら	土屋欣之・川島理恵・阿見由起子
54	10	脳血管障害や神経疾患の患者さんが来院したら	土屋欣之・川島理恵・秋元留美・大橋　望
64	11	摂食・嚥下障害の患者さんが来院したら	伊藤弘人・若林宣江
72	12	血液疾患の患者さんが来院したら	早坂純一・北方恵美
82	13	ステロイド薬を内服している患者さんが来院したら	伊藤弘人・井上千恵子・若林宣江
92	14	透析を受けている患者さんが来院したら	仙名あかね・阿見由起子
98	15	抗血栓療法を受けている患者さんが来院したら	宮城徳人・大橋　望
106	16	骨粗しょう症の患者さんが来院したら	神部芳則・大橋　望
112	17	妊婦さんが来院したら	仙名あかね・阿見由起子
118	18	肝炎など感染症の患者さんが来院したら	佐瀬美和子・大橋　望
126	19	がんの患者さんが来院したら	早坂純一・阿見由起子・大橋　望・秋元留美
138	20	治療中，患者さんの具合が悪くなったら	牧野兼三

頁	項目
74	血液疾患の患者さんの評価のポイント
94	血圧低下時の対応法
120	針刺し事故を起こしたら
141	ACS（急性冠症候群）
142	AEDの使い方

1 有病者の口腔ケアの大切さ

1 口腔ケアの意義
　○誤嚥性肺炎の予防，手術後の予後に関連，早期退院の達成，糖尿病の血糖コントロール改善，QOLの向上
　○器質的口腔ケアと機能的口腔ケアから構成

2 日本人に多い全身疾患
　○罹患率
　　高血圧性疾患＞糖尿病＞脂質異常症＞心疾患（高血圧性を除く）＞悪性新生物（がん）＞脳血管疾患
　○高齢者の死因
　　1位：悪性新生物，2位：心疾患，3位：肺炎

3 口腔ケアの専門家としての歯科衛生士
　○歯科衛生士が中心となり，多職種連携によるアプローチが，口腔ケアを成功に導く

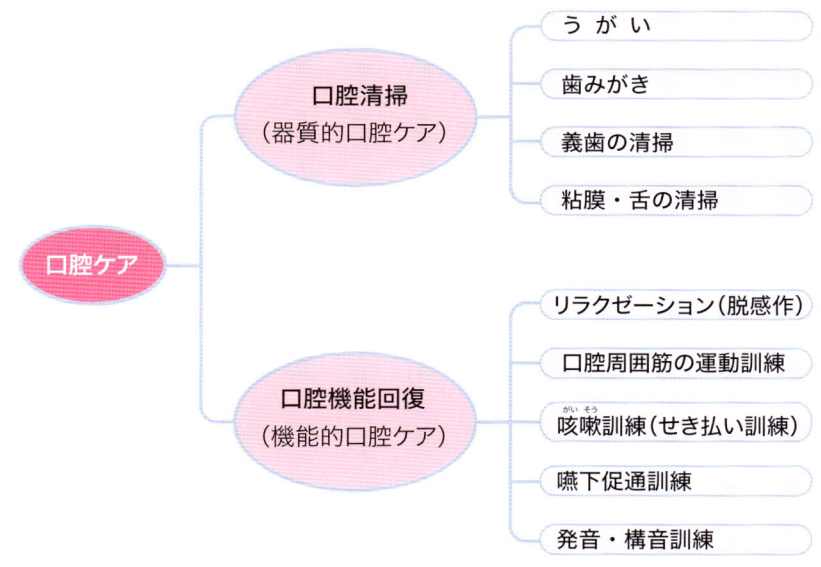

図1-1　口腔ケアのアプローチ
(8020財団ホームページ，はじめよう口腔ケアより)

口腔ケアは，命を守る！

「食べることは生きること」であり，その食べる機能を担う口腔は，まさに生命の維持に重要な器官と位置づけられるようになりました．また，高齢になっても歯が存在することで，認知機能の向上や，運動能力，平衡感覚を維持することができ，QOLを高めることができます．高齢者の日々の健康に口腔が関与することは疑いのないことです．これは，歯があることで栄養の摂取が良好に行われることが要因の1つといわれています．

一方，食べることは，口腔が汚れることにもつながります．この汚れが口腔の健康に有害であることは昔から知られており，歯を磨くことが推奨されてきました．

口腔ケアは，口腔の疾病予防はもちろんのこと，健康の保持・増進をはかり，さらに，リハビリテーションによりQOLの向上をめざす概念です．検診活動，口腔清掃指導，義歯の着脱と手入れ法，咀嚼・摂食・嚥下のリハビリテーション，歯肉・頬部のマッサージ，食事の介護，口臭の除去，口腔乾燥予防など，さまざまなアプローチを含む処置として定義されています．

すなわち，口腔ケアは，口腔清掃を中心とするケア（器質的口腔ケア）と，機能訓練を中心とするケア（機能的口腔ケア）という2つから構成されており，意義は多岐にわたります（図1-1）．さらに，これらのケアにより，副次的に会話などのコミュニケーションの改善をはかることができます．社会参加を促し，味覚を改善することで栄養状態の向上に寄与することから，有病者のQOL向上にとって特に重要です．

このような広い概念に進展してきたのは，口腔の衛生状態を適切に管理し，健康を維持することで，日々の口腔の健康状態の維持だけでなく，全身疾患の予防や病態の改善に関与することが明らかになってきたことによります．

特に，口腔ケアは，誤嚥性肺炎の予防，手術後の予後と関連し，早期退院の達成，糖尿病の血糖コントロール改善への貢献などが注目されています．

強調したいのは，口腔ケアは，「命を守るための歯科的アプローチである」ということです．

日本における，おもな疾患動態を知りましょう！

これまでの歯科治療は，健康な人を対象とすることが多かったのですが，高齢社会を迎え，さまざまな疾患をもつ患者さんの来院が日常的になってきました．すなわち，歯科衛生士にも全身疾患の知識や内服薬の種類，臨床検査値の理解が，これまで以上に求められるようになってきました．

平成24年11月発表の『厚生労働省平成23年患者調査』の概要では，推計患者数は，入院134万1,000人（病院129万100人，診療所5万900人），外来726万500人（病院165万9,200人，診療所423万8,800人，歯科診療所136万2,500人）です．そのうち，65歳以上の人が占める割合は，入院68.2％，外来45.9％であり，有病者歯科の対象は，おもに，65歳以上の高齢者になると推察されます．

一方，おもな疾患の総患者数は，高血圧性疾患906万7,000人，糖尿病270万人，脂質異常症188万6,000人，心疾患（高血圧性を除く）161万2,000人，悪性新生物（がん）152万6,000人，脳血管疾患123万5,000人となっており，これらが有病者歯科における重要な疾患と考えられます．

高齢者の死因は，平成24年では，悪性新生物が最も高く，次いで，心疾患，肺炎の順となっており，これら3つの疾病が高齢者の死因の半分を占めています（図1-2）．先に述べた6つの疾患とともに，肺炎が脳血管疾患を上回り増加傾向になっていることからも，肺炎予防のための口腔ケアが重要といえます．

また，近年の総患者数の傾向として，平成8年調査と比べると，アルツハイマー病の増加が目立ち，それ以外

は，いわゆる生活習慣病に関連する高血圧性疾患，脂質異常症，糖尿病，悪性新生物などが増加しています（**表1-1**）．今後もこれらの疾患は増加すると考えられることから，これらの疾患をもつ患者さんへの口腔ケアによるアプローチは，非常に重要です．さらに，アルツハイマー病では，咀嚼機能や嚥下機能が低下するため，誤嚥性肺炎に対する対策の強化が必要になります．

また，歯周病も増加しています．歯周病を減少させるには，口腔ケアが重要になります．今後さらに，歯周病の予防強化と，口腔ケアの充実が求められます．

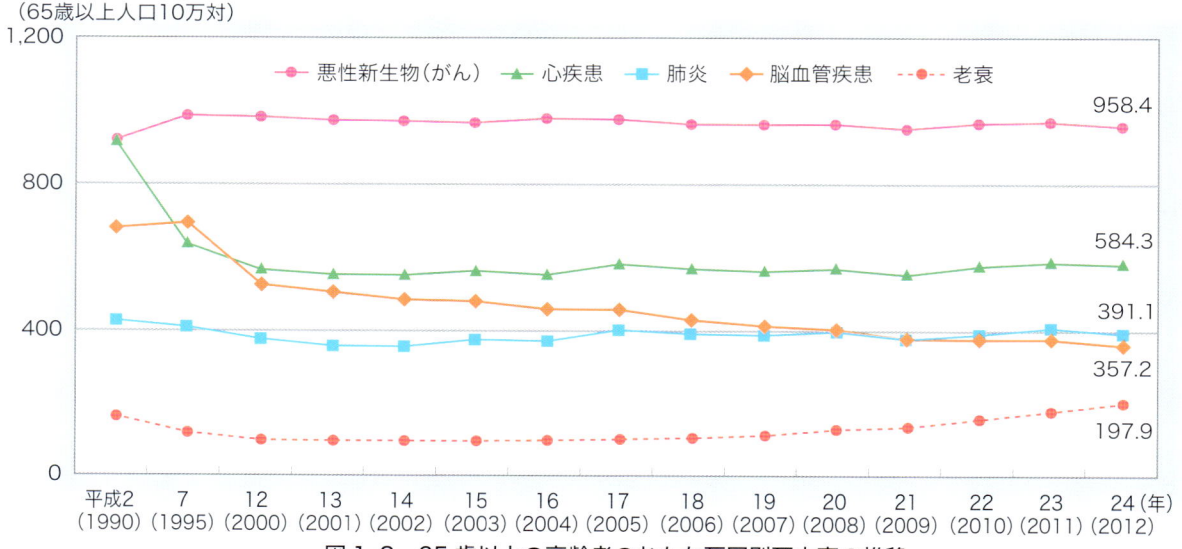

図1-2　65歳以上の高齢者のおもな死因別死亡率の推移

※心疾患においては，平成7年1月から，死亡診断書に「死亡の原因欄には，疾患の終末期の状態としての心不全，呼吸不全等は書かないでください」という注意書きが追加されたことで，平成2～7年では大きく減少している．

（内閣府平成26年版高齢社会白書（概要版）より）

表1-1　患者調査にもとづく疾患別総数　　　　　　　　　　　　（単位：千人）

おもな傷病	平成8年（1996）	平成23年（2011）
結　核	91	26
ウイルス性肝炎	405	206
悪性新生物	1,363	1,526
糖尿病	2,175	2,700
脂質異常症	964	1,886
血管性および詳細不明の認知症	91	146
統合失調症，統合失調症型障害および妄想性障害	721	713
アルツハイマー病	20	366
高血圧性疾患	7,492	9,067
心疾患（高血圧性を除く）	2,039	1,612
脳血管疾患	1,729	1,235
喘　息	1,146	1,045
う　蝕	1,694	1,945
歯肉炎および歯周疾患	1,437	2,657
食道，胃および十二指腸の疾患	2,338	1,246
肝疾患	606	276
骨　折	404	542

（厚生労働省平成23年患者調査より一部改変）

歯科衛生士は，口腔ケアのリーダーとしての活躍が期待されています！

　口腔ケアには，セルフケアとプロフェッショナルケアがあり，歯科診療施設において歯科衛生士は，これらのケアの中心的役割をはたさなければなりません．

　一方，口腔ケアが必要な患者さんは多様で，多数存在しており，介護施設や歯科のない病院などでの需要が高まっています．この場合は，看護師や介護士を中心とした，管理栄養士，理学療法士などの多職種連携が重要となります．特に，口腔ケアによる摂食・嚥下機能改善に伴い，栄養状態の改善も支援できることから，管理栄養士などとの連携による総合的なアプローチが必要になることが予想されます．

　さらに，訪問での在宅口腔ケアや，災害関連死を防ぐ口腔ケアも注目されています．歯科診療施設に対する地域からの要望は，これまで以上に高まっており，積極的なアプローチが求められています．

　平成27年4月，改正歯科衛生士法が施行されることになりました．これにより，歯科衛生士の業務の充実がはかられ，口腔ケアの専門家として，ますます活躍が期待されています．

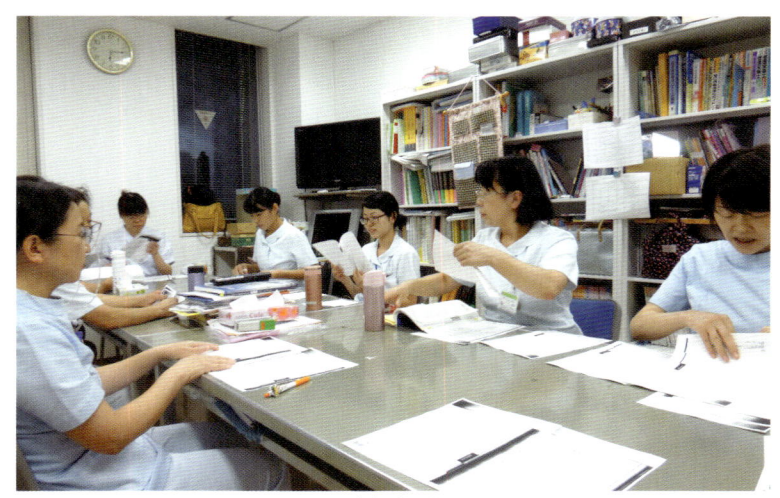

症例検討

2 患者さんが診察室に入ってきたら

　本章では，患者さんが歯科を受診してから診療が開始されるまでの流れを示し，そのなかで，歯科衛生士として注意すべきことについて説明します．

　一般に，初診の患者さんが来院したら，まず問診票を渡して，記入してもらいます．問診票の記載事項は，年齢や職業にはじまり，主訴，現病歴，既往歴，アレルギーの有無，内服薬などがあります．

 診断の流れ

(1) 病歴をとる

　患者さんが訴える異常（主訴）について，患者さんからその内容をききとります．ほとんどの場合，患者さんと医師との対話形式をとります．まず，挨拶からはじまり，問診票に沿って，それぞれの内容を確認していきます．医師は，この会話をとおして患者さんの性格や社会的な背景などを，ある程度把握することができます．

(2) 病歴の内容

a 主訴ならびに現病歴

　患者さんが受診する直接の動機となった異常（主訴）が，「いつ」「どのように生じ」「現在どのような状態か」，その経過について詳しく問診します．

b 既往歴

　患者さんの過去の健康状態，罹患した疾病などについての情報を得ます．しかし，患者さんは，なんらかの病気の治療を受けていても，歯科治療には関連がないと思い込み，問診票に記載しないことがあります．このように，患者さんが意識しなくても，現在の病状が，歯科治療と関係することもあるので注意が必要です．医師にはいわなくても，歯科衛生士にはさまざまな話をする患者さんが多いのも事実です．

　このとき，内服薬についても確認をしますが，やはり問診票に記載していない薬の名称が，歯科衛生士や歯科助手との会話のなかで出てくることがあります．薬の名称については，患者さんが間違えたり，似ている名称も多数あるので，間違いが生じないようにします．お薬手帳や薬の情報提供書などを持っていることも多いので，正確に名称を確認します．また最近は，ジェネリックの薬が多く，名称からは薬効が判断できないことも多いので，確認のためにも，薬の本は最新のものを備えておくようにしましょう．

c 家族歴

　家族内発生，遺伝性，伝染性，地域集積性，環境性などを知るために，家族や近親者のなかに，なんらかの関連性のある病的状態がないか確認します．患者さんは，家族歴と歯科治療は関係がないと思いがちです．

(3) 現症の把握

　医師が，さまざまな方法を用いて現在の口腔内の状態，異常を調べ，その程度や性状などについて知ることを，現症の把握といいます．このときの患者さんの状態を，現症といいます．全身状態や口腔内の診査をスムーズに行うためには，歯科衛生士の介助が重要です．

a 全身所見

　患者さんが治療室に入室する際に，表情，体型，歩き方などを観察します．次に，主訴に対応して顔貌の異常の有無を診査します．顔貌の対称性，腫脹や皮膚の発赤など色調の変化，神経麻痺の有無などが診査項目になります．炎症性あるいは腫瘍性の疾患が疑われる場合に

は，唾液腺やリンパ節腫脹の有無なども確認します．

b 口腔内所見

歯および歯周組織，口腔粘膜の異常の有無について診査します．歯周組織の診査は，しばしば歯科衛生士によって行われますが，その際には，後述する全身疾患の注意点を十分に参考にして行います．開口障害や咬合状態についても必要に応じて診査します．

c エックス線検査

歯科領域では，歯や骨などの硬組織疾患が比較的多いため，エックス線検査は特に重要です．必要に応じてデンタルエックス線写真やパノラマエックス線写真を撮影しますが，エックス線撮影室への案内，撮影時の介助を行う際にも有病者に対する配慮が必要です．また，歯周基本検査時には，撮影したエックス線写真を参考にします．

d 臨床診断

以上の過程をとおして得られた情報を整理し，医師は，自分のもつ医学的知識と経験から，総合的に患者さんの病態を診断します．

e 鑑別診断

患者さんに生じている異常を簡単に発見できないこともあります．その場合には，得られた情報をもとに，複数の考えられる疾患をまず想定し，そのなかのどれが患者さんにあてはまるかを決めること（鑑別診断）が行われます．

治療の開始

まず，主訴に対する処置が行われます．主訴が歯周病に関連することも多く，その場合には，歯周基本検査，基本治療が行われます．う蝕や義歯に関する主訴であっても，主訴に対する処置と並行して歯周組織の評価が一般に行われます．

これらの一連の流れのなかで，患者さんに付き添い，介助にあたるのが歯科衛生士の役割です．患者さんとコミュニケーションをはかりながら，全身的な異変がないかなどについても注意をはらうことが重要です．

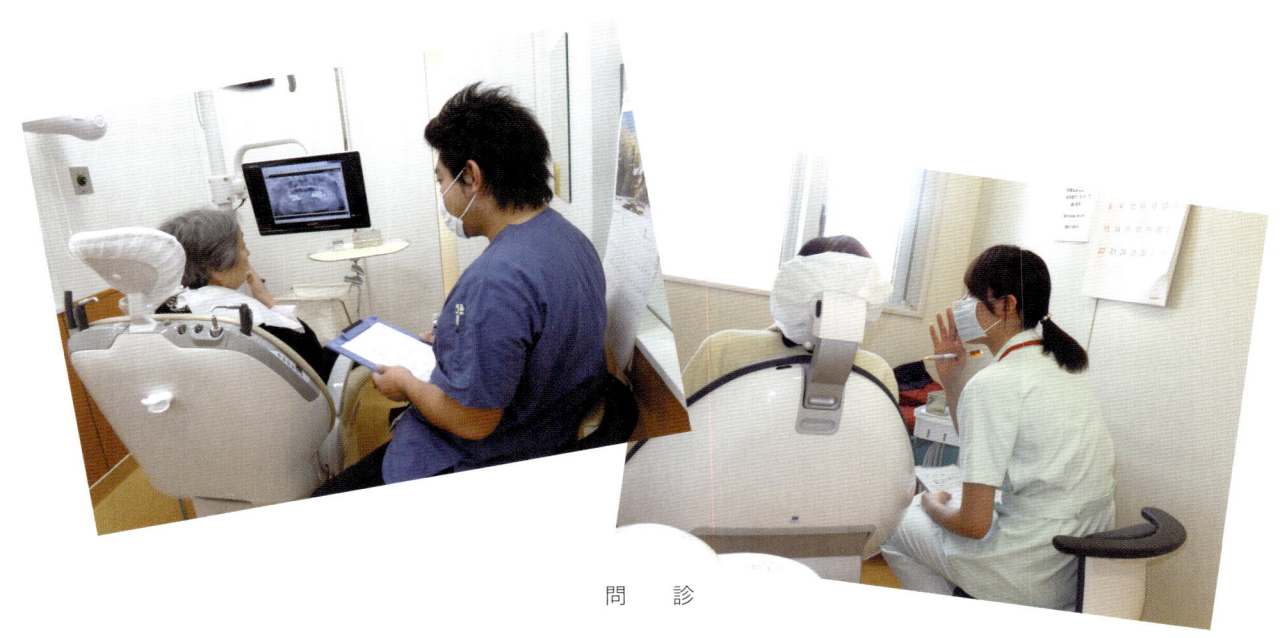

問　診

3 バイタルサインについて

バイタルサインとは

バイタルサイン vital sign とは，生命徴候のことであり，全身状態を把握するための重要なサインです．サインには，体温，脈拍，呼吸，血圧があり，医療者が必ず確認しておくべき項目です．入院中の患者さんであればフローシートから情報が得られ，外来診療の場合には，バイタルサインを測定することで未治療の疾患がみつかることがあります．

サイレントキラーともよばれる高血圧症などは自覚症状がないことが多く，患者さんに尋ねても「大丈夫」といわれることが多いのですが，体は悲鳴をあげていることがあります．体の悲鳴をきき出す重要な手段が，バイタルサインのチェックです．必ずしも「大丈夫 = 疾患がない，問題なく治療ができる」ではありません．

診療前には，必ずバイタルサインの確認を行いましょう．

バイタルサインの基準値

バイタルサインの基準値を知ることで，どの程度の異常かがわかり，直感的に危険かどうかを感じとることができます．また，生体情報モニターのアラームの設定も適切に行うことができます．

❗危険なサインが確認されたら，すぐに医療者をよび集め，対応することも大切なポイントです．

次に，バイタルサインについて整理します．

(1) 体　温
a　測　定

外来診察時は，多くの場合，腋下温で測定します．体

表 3-1　発熱型

稽留熱	日差 1℃以内で，38℃以下に下がらない．	大葉性肺炎，腸チフス，粟状結核，髄膜炎，脳炎など．
弛張熱，高熱持続	日差 1℃以上で，37℃以下にならない．	ウイルス感染，悪性腫瘍，敗血症，化膿性疾患，膠原病，腎盂腎炎，感染性心内膜炎など．
間欠熱	日差 1℃以上で，37℃以下になることがある．	マラリア発熱期，胆道感染症，敗血症，悪性リンパ腫など．
波状熱	有熱期と無熱期を繰り返す．	ブルセラ症，マラリア，ホジキン病（ペル-エブスタイン熱），胆道閉鎖症，脊髄障害，多発性神経炎など．
周期熱	規則正しい周期で発熱する．	マラリア，回帰熱，家族性地中海熱，関節リウマチ，フェルティ症候群など．
二峰性発熱	発病期の発熱が解熱したあと，再上昇する．	麻疹，デング熱など．

温計の先端を，腋窩に，突き上げるように差し込むのが，正しい測定方法です．

b 基準値

健 常 者：36.0～37.0℃
低 体 温：35.0℃未満
微　　　熱：37.0～37.9℃
中等度熱：38.0～38.9℃

測定部位によって，

　直腸温（腋下温より0.5～1.0℃高い）
　　　＞口腔内温（腋下温より0.2～0.5℃高い）
　　　　　　　＞腋下温の順に温度差が生じます．

女性は，排卵時に上昇（月経まで）します．また，日内変動により，午前より午後のほうが高くなります．

c 発熱型

診断の手掛かりとしての有用性については賛否両論ありますが，目をとおしておきます（表3-1）．

（2）脈　　拍

a 測定方法

橈骨動脈（手首）に指先を当てて確認します（図3-1）．どちらかに高度狭窄があると左右差が生じます．20秒間測定し，3倍します．

b 基準値

成　人：60～100回/分
　　健常者：60～80回/分（安静時）
　　頻　脈：100回以上/分
　　除　脈：60回未満/分

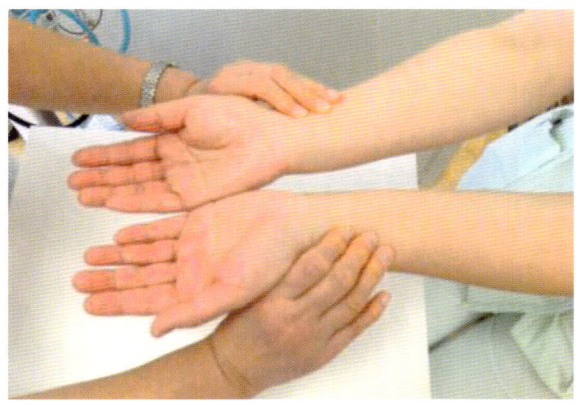

図3-1　橈骨動脈の触診

不整脈，結滞（脈拍の欠損）を知るには，1分間測定して，リズムが規則正しいかを調べます．

（3）呼　　吸

a 基準値

成　　人：12～20回/分
幼　　児：20～35回/分
乳　　児：20～40回/分

b SpO₂

基準値：96～98%

日常臨床では「サチュレーション」といわれています．経皮的動脈血酸素飽和度のことで，血液中にどの程度酸素があるかを示します．90%以下では酸素療法が適用され，酸素を吸いながら外来診療に来る患者さんもいます．パルスオキシメータで測定されます（図3-2）．

❗SpO₂と，投与されている酸素量は，必ず確認しておきます．

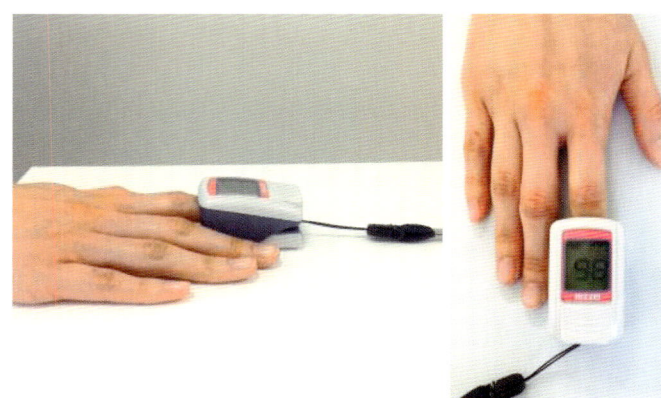

図3-2　パルスオキシメータ

緊張しやすい，パニック障害がある患者さんの場合には，浅く速い過呼吸による過換気障害が生じることがあります．

❗ペーパーバックによる再呼吸法は，死亡することがあり，危険なため現在は推奨されていません．対処法としては，鼻から空気を吸って，口をすぼめてゆっくり口から息を吐き出させたり，腹式呼吸をさせて対処し，落ち着かせると有効です．

c 危険な呼吸

下顎呼吸[*1]，起座呼吸[*2]，チェーン・ストークス呼吸[*3]などがあり，特に，呼吸中枢障害時にみられます．

- [*1] 下顎呼吸：死直前の呼吸
- [*2] 起座呼吸：呼吸困難があるとき，仰臥位で呼吸困難が増強し，座位になると軽減するという臨床的徴候で，心不全や肺水腫で生じる．
- [*3] チェーン・ストークス呼吸：浅い呼吸から深い呼吸になったあと無呼吸が起こり，その周期を繰り返す．

(4) 血　圧

a 基準値（成人）

診察室血圧：収縮期血圧 140 mmHg 以上，かつ/または，拡張期血圧 90 mmHg 以上

家 庭 血 圧：収縮期血圧 135 mmHg 以上，かつ/または，拡張期血圧 85 mmHg 以上

b 測　　定

はじめて測る場合には，両側で行い，以後は，高いほうで計測します．

❶血液透析で内シャントのある側での測定は，絶対禁忌です．

c 危険なサイン

頭痛，耳鳴り，嘔吐・嘔気などは，血圧上昇のサインの場合があります．高血圧が持続することで，心臓，脳，腎臓，眼に負担がかかり，致命的な合併症を生じることがあります．基礎疾患の把握（心疾患，脳疾患など）と常備持参薬（ニトログリセリン舌下錠など）を確認しておきます．

 生体情報モニター

一般の歯科医院でも生体情報モニターを常備するところが多くなりました（図3-3）．外科治療以外にも基礎疾患をもつ患者さんの場合には，モニタリングしながらケアすると安全です．この際，アラームを設定しておきますが，バイタルサインを知らないとアラームの設定はできません．

モニターには略語が多いので，ここでもう一度確認しておきましょう．

〈モニター略語〉

HR（heart rate）：心拍数
NIBP（non invasive blood pressure）：非観血血圧
SYS（systolic pressure）：最高血圧（収縮期血圧）
MAP（mean pressure）：平均血圧
DIA（diastolic pressure）：最低血圧（拡張期血圧）
SpO_2：経皮的動脈血酸素飽和度
RR（respiratory rate）：呼吸回数
BT（body temperature）：体温
※モニターによっては，RPP（rate pressure product）が表示される機器もあります．

(1) 血圧測定の基本

測定法には，触診法，聴診法，自動血圧計による測定，観血的動脈血圧測定法があります．近年，一般歯科医院でも自動血圧測定器が多く普及するようになりました．

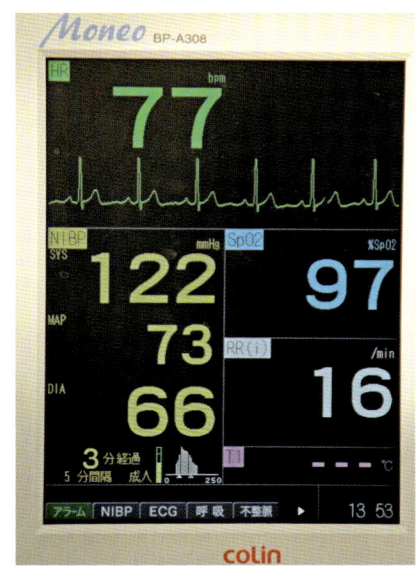

図3-3　モニター画面

（2）マンシェットの巻き方，測定法

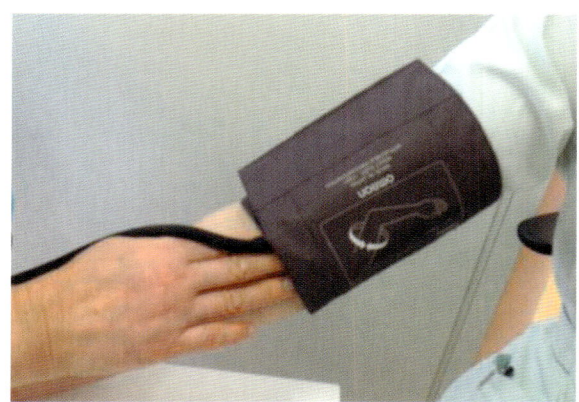

図3-4　マンシェットの巻き方

a　上腕で測定する場合

上腕動脈の拍動がよく触知できる部位に巻きます．
○カフの巻き方：心臓と同じ高さ，指が2本入る程度（きつすぎず，ゆるすぎず）（図3-4）
○カフの幅：腕の太さの1.2〜1.5倍
○カフを巻いた腕は，心臓と同じ高さにして，安静な状態で測定します．

❗血液透析の患者さんは，動脈と静脈を直接つないで静脈に大量の血液が流れるようにしたもの（内シャント）が，利き腕とは逆の腕につくられていることが多いので，圧迫しないようにします．血液透析は，シャント（＝ブラッドアクセス）を使って行われるため，シャント側での血圧測定は禁忌です．

（3）パルスオキシメータの装着

おもに，指で測定しますが，指の場合，血圧測定中に血流が途絶えるためSpO_2が下がり，アラームが鳴ります．そこで，マンシェットと逆側に装着するようにします．

（4）心電図の電極装着

3点誘導で，右肩（赤色），左肩（黄色），左側胸部（緑色）に電極を装着します．

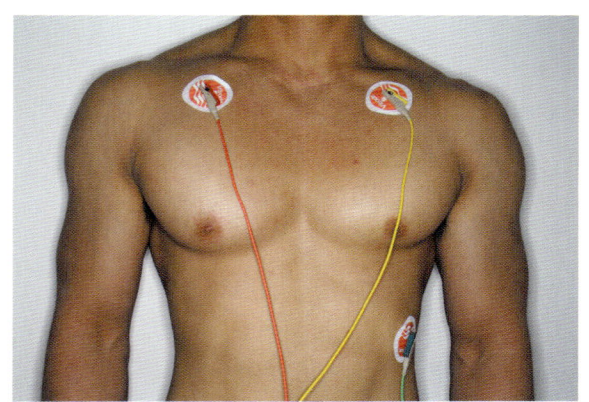

図3-5　電極の装着

（5）RPP

心筋の酸素需要の状態を推測する指標になります．高齢者をはじめ，高血圧症の患者さんなど，心臓に負担をかけたくない患者さんの心機能評価に有効です．

収縮期血圧 × 脈拍数で表されます．

❗RPP 12,000以上で心筋虚血を生じるリスクが高くなります．必ず覚えておきましょう！

4 臨床検査値のチェックポイント（血液検査，尿検査）

臨床検査とは

臨床検査は，診療目的で患者さんの状態，傷病の状態を評価するために行います．患者さんから採取した血液や尿，便，細胞などを調べる「検体検査」と，心電図や脳波など，患者さんを直接調べる「生理機能検査」の2つに大きく分けられます．

スクリーニング検査

スクリーニング検査は，いわゆる「ふるい分け」を目的とする検査です．特定の病変を診断するのではなく，症状が出現していない段階で発見することが可能です．つまり，全身的に網羅できるように，簡便かつ安価な検査項目が設定されます．

通常，血算，血液検査を用いた肝機能，腎機能，血糖，脂質代謝など，および尿検査などの検体検査と，体温，脈拍，心電図などの生理機能検査によって全身的な状態を調べます．

(1) 血算

赤血球数およびヘモグロビン量，ヘマトクリット値により貧血の有無を，白血球数により感染症や炎症の有無を判定します．

(2) 生化学的検査

AST，ALT，γ-GTP により肝機能を，クレアチニンや尿素窒素により腎機能を，空腹時血糖値により糖尿病の有無を，総コレステロールや HDL コレステロール，LDL コレステロールにより動脈硬化の有無や可能性をふるい分けます．

臨床検査の結果を読む

おもな検体検査の項目を表 4-1 に示します．感染症の有無，酸素運搬能力，肝機能，腎機能，糖尿病の有無などを確認します．

実際には，主治医が検査し，歯科衛生士もその内容の情報を共有することにより，より安全で的確な口腔ケアを行うことができます．

検査値を読むにあたっての注意点

(1) 基準値（基準範囲）内だから安全？ 健康？

基準値は，多数の健常者を選んで一定の条件下で検体を採取し，一定の条件で測定，一定の統計処理を行い，平均値±2 SDC（標準偏差）の範囲に設定したものです．

しかし，健常と思われる人のなかには隠れた疾患をもつ人も存在しており，基準値を過信すると，誤診や過剰診断につながるといわれています．患者さんの病態急性期，慢性期（安定期）は，個人によって異なるため，な

おさら注意が必要です．

(2) 正常値と異常値の罠

検査値の正常と異常の判定に用いられる境界値を，「カットオフ値」といいます．理想的なカットオフ値とは，非疾患群（完璧に健康な人）と疾患群（病気の人）の値が完全に分離していて，病気かそうでないかがはっきりとわかることです．しかし，これに該当することはほとんどありません．

多くの疾患は，必ず非疾患群とオーバーラップするため，どこにカットオフ値を設定するかによって判断が変わります．つまり，実際には，健康な人と病気の人の値は重複するため，カットオフ値の設定により解釈が異なることになります．

異常値時の病態把握，口腔ケアの開始・中止時期の見極め

これから口腔ケアを行う患者さんが，どのような全身疾患をもち，現在，どのような病態かを把握します．

炎症，感染症，肝機能障害，腎機能障害，悪性腫瘍，血液疾患，内分泌疾患，自己免疫疾患，遺伝性免疫不全など，各種疾患を把握し，現在の病態を，検査結果から解釈，理解します．それにより，専門的口腔ケアの開始・中止を見極める時期を判断することが，非常に大切です．

特に，次の時期は，口腔ケア自体がリスクになる可能性があることを考慮する必要があります．

易感染性：白血球（好中球）低下，貧血状態，抗がん剤使用時の骨髄抑制期（G-CSF 投与）

易出血性：血小板低下，凝固異常，肝機能異常

検査値，バイタルサインを常に念頭におき，積極的な

表 4-1　おもな検体検査と基準値

検査項目	基 準 値	検査でわかること
HBs 抗原，HBs 抗体，HCV 抗体	（±）	ウイルス性肝炎の感染の有無，ウイルスの感染力
梅毒 RPR，TPHA	（±）	梅毒感染の有無
血液一般検査		
WBC（白血球）	3,500～8,500/μL	感染の有無，感染に対する抵抗力
RBC（赤血球） Hb（ヘモグロビン）	430～570 万/μL 13.5～17.0 g/dL	貧血，赤血球の大きさ
PLT（血小板）	15.0～35.0 万/μL	止血機構
PT（プロトロンビン時間） APTT（活性化部分トロンボプラスチン時間）	10.0～13.0 秒 22.0～33.0 秒	血液凝固能
血液生化学検査		
TP（総タンパク） ALB（アルブミン）	6.7～8.3 g/dL 3.9～4.9 g/dL	タンパク量，栄養状態
GOT（AST） GPT（ALT） LDH（乳酸脱水素酵素）	7～38 IU/L 4～43 IU/L 80～200 IU/L	肝機能，心筋細胞の破壊程度
γ-GTP	16～73 IU/L	肝機能
BUN（尿素窒素） CRE（クレアチニン）	8～20 mg/dL 0.5～1.0 mg/dL	腎機能
Na K	136～146 mEq/L 3.6～5 mEq/L	電解質
尿検査		
ケトン体	（±）	糖代謝
タンパク	（±）	腎・尿路疾患の有無
潜　血	（±）	腎・尿路の炎症

口腔ケアの時期を見極め，攻め・引きのできる専門的な口腔ケアを行うことが，患者さんの全身状態の改善につながります．

 ## 代表的な疾患別検体検査と基準値

○脳血管障害（ワーファリン®内服患者）
　PT-INR　0.8〜1.2
○糖尿病
　HbA1c　4.6〜6.2％
　血糖値（空腹時血糖値：食後2時間値）
　　70〜110 mg/dL
○脂質代謝異常，動脈硬化
　総コレステロール　135〜219 mg/dL
　HDLコレステロール　40〜99 mg/dL
　LDLコレステロール　70〜139 mg/dL
○痛風（高尿酸血症）
　尿酸値　3.4〜7.0 mg/dL
○関節リウマチ
　リウマチ因子定量　〜15 IU/mL

○甲状腺機能異常（亢進症，低下症）
　甲状腺ホルモン
　TSH（甲状腺刺激ホルモン）　0.35〜4.94 μIU/mL
　Free T3（遊離トリヨードサイロニン）
　　　　　　　　　　　　　　1.71〜3.71 pg/mL
　Free T4（遊離サイロキシン）　0.70〜1.48 ng/dL
○口腔扁平上皮がん
　腫瘍マーカー（SCC　0〜1.5 ng/mL）

　基準値（表4-1）は，さまざまな成書や病院，検査機関によって微妙に異なります．これは，施設間，試薬，器具・器械など，検査方法によっても差が出るからです．さらに，年齢素因，性素因，人種素因，体質などにより異なることはいうまでもありません．

　しかし，基準値は統計の1つであり，細部に至る許容範囲は，特に影響がないものと判断し，臨床現場では厳密な数字にこだわる必要はないと考えます．

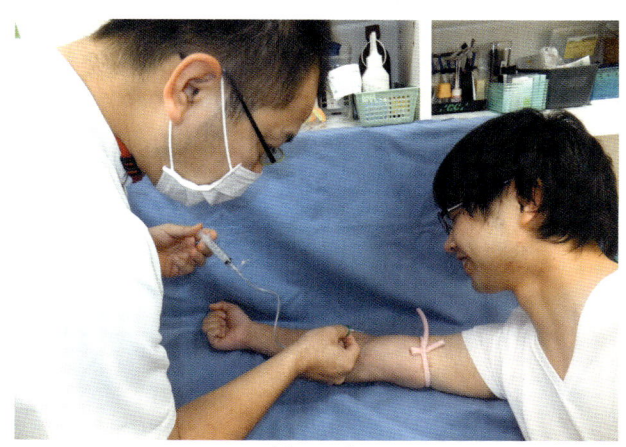
採血

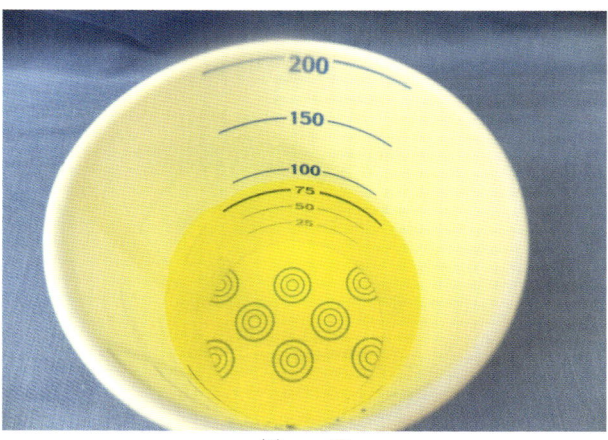
採尿

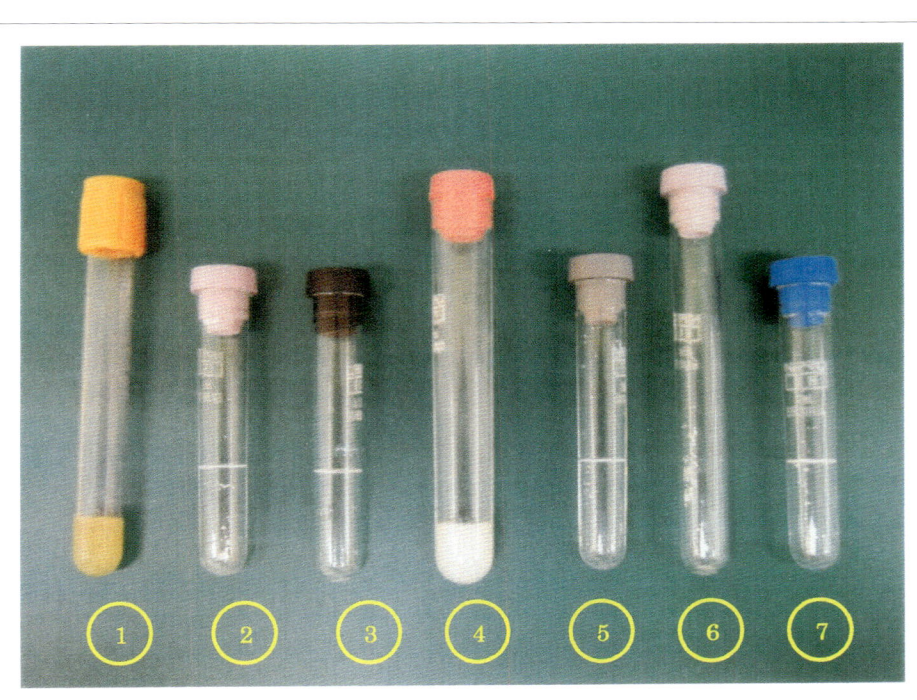

① 茶	生化学　感染症　腫瘍マーカー
② 紫（抗凝固剤入り）	血算
③ 黒（抗凝固剤入り）	凝固線溶系　※採血量に注意
④ 桃	血中薬物濃度　女性ホルモン
⑤ 灰（抗凝固剤入り）	血糖　$HbA1_c$
⑥ 紫大（抗凝固剤入り）	血液型　抗体スクリーニング
⑦ 青（抗凝固剤入り）	BNP　アンモニア

血液検査に伴う採血管一覧

5 内服薬のチェックポイント

おもな高血圧治療薬

日本の高血圧人口は非常に多く，約4,300万人と推定されています．治療は，まず最初に食事療法や運動療法を行い，それでも血圧が改善しない場合には，薬物治療が行われます．

(1) 代表的な治療薬と，効能および有害反応

a 利尿薬（表5-1）

高血圧では，尿量が少なく，循環血液量が多い状態になります．利尿薬は，尿量を増加させて，塩分や水分を排泄し，循環血液量を減少させることにより血圧を下げる作用があります．

b カルシウム拮抗薬（表5-2）

カルシウム拮抗薬は，血管平滑筋細胞の細胞膜上にあるカルシウムイオンチャネルを阻害する薬物であり，その化学構造からジヒドロピリジン系と非ジヒドロピリジン系に分類されます．カルシウム拮抗薬は薬物代謝酵素CYP3A4を介して代謝を受けるため，この酵素を阻害する薬物を併用すると血中濃度が上昇します．また，グレープフルーツジュースに含まれる成分もCYP3A4を阻害するため，カルシウム拮抗薬を服用中はグレープフルーツジュースの摂取をさける必要があります．

ジヒドロピリジン系カルシウム拮抗薬の重篤な有害反応として，歯肉増殖を起こすことがあります（図5-1）．

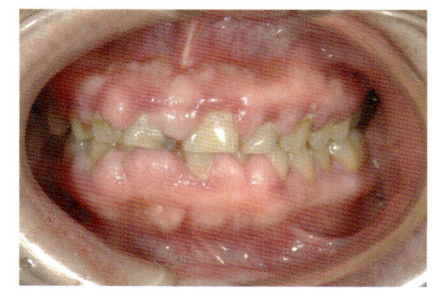

図5-1　カルシウム拮抗薬による歯肉増殖
（自治医科大学歯科口腔外科学講座，神部芳則教授提供）

表5-1　代表的な利尿薬

	一般名（商品名）	おもな有害反応
サイアザイド系利尿薬	・トリクロルメチアジド（フルイトラン） ・ヒドロクロロチアジド（ニュートライド）	腎機能障害（Cr≧2.0），低カリウム血症，痛風がみられる場合には，使用禁忌！妊娠，耐糖能機能障害の場合には慎重投与！
ループ利尿薬	・フロセミド（ラシックス） ・トラセミド（ルプラック）	低カリウム血症，高血糖，高尿酸血症など．
カリウム保持性利尿薬	・スピロノラクトン（アルダクトンA） ・エプレレノン（セララ）	高カリウム血症

表5-2　代表的なカルシウム拮抗薬

	一般名（商品名）	おもな有害反応
ジヒドロピリジン系	・アムロジピン（アムロジン）（ノルバスク） ・ニカルジピン（ペルジピン） ・ニフェジピン（アダラート） ・アゼルニジピン（カルブロック） ・マニジピン（カルスロット） ・シルニジピン（アテレック） ・ベニジピン（コニール）	動悸，頭痛，ほてり感，浮腫，歯肉増殖，便秘など．
非ジヒドロピリジン系	・ジルチアゼム（ヘルベッサー）	心臓抑制作用心不全や徐脈など，心臓疾患の患者さんには使用禁忌！

頻度は7.8％や，15～20％との報告があります．特に，ニフェジピン（7.8％），ジルチアゼム（4.1％）に多く，ほかのジヒドロピリジン系カルシウム拮抗薬でも1％程度にみられます．

発生機序は明らかではありませんが，歯肉溝のニフェジピン濃度が血中の濃度よりも高いことが関係していると考えられています．もともと歯肉炎や糖尿病を合併している患者さんは歯肉増殖の発現率が高いことが知られています．内服中止ないし，他薬への変更により改善します．歯肉ブラッシングなどにより，口腔内を清潔に保つことで，ある程度予防も可能です．

ジヒドロピリジン系は，高血圧，冠動脈攣縮症，狭心症によく用いられます．

c アンジオテンシン変換酵素（ACE）阻害薬（表5-3）

アンジオテンシンⅡは強力な昇圧物質です．アンジオテンシン変換酵素阻害薬はアンジオテンシンⅡを産生する酵素の活性を阻害することにより，アンジオテンシンⅡの産生とブラジキニンの分解を抑制し，その結果として降圧作用を示します．

d アンジオテンシン受容体拮抗薬（ARB）（表5-4）

アンジオテンシンⅡは，アンジオテンシン受容体を介して作用を発現します．アンジオテンシン受容体拮抗薬の降圧作用は，アンジオテンシン受容体サブタイプAT1の遮断によります．

e 直接的レニン阻害薬（表5-5）

レニンは，アンジオテンシノーゲンからアンジオテンシンⅠの産生に関与する酵素で，その後，アンジオテンシンⅡが産生され，血圧が上昇します．直接的レニン阻害薬はレニンに結合し，活性を抑制することにより降圧効果を示します．

f 交感神経遮断薬（表5-6）

交感神経の神経筋接合部にはアドレナリン受容体が存在しますが，アドレナリン受容体にはαとβがあります．α受容体は，血管平滑筋の収縮を介して血圧上昇に働く$α_1$受容体と，抑制的なフィードバック機構として働く$α_2$受容体があります．一方，β受容体には$β_{1, 2, 3}$の3種類のサブタイプがありますが，$β_1$受容体を介した心機能亢進作用や，$β_2$受容体を介した血管平滑筋弛緩作用が血圧の制御において重要です．

○α受容体遮断薬
○β受容体遮断薬

高齢者で心拍数の低下が気になる場合はセリプロロール（セレクトール®）など内因性交感神経刺激作用があ

表5-3 代表的なアンジオテンシン変換酵素（ACE）阻害薬

一般名（商品名）	おもな有害反応
・カプトプリル（カプトリル） ・リシノプリル（ロンゲス） ・エナラプリル（レニベース） ・ペリンドプリル（コバシル） ・イミダプリル（タナトリル）	乾咳，発疹，かゆみ，味覚障害などがあり，乾咳が有名です．また，胎児への影響が報告されており，妊婦への投与は禁忌！

表5-4 代表的なアンジオテンシン受容体拮抗薬（ARB）

一般名（商品名）	おもな有害反応
・ロサルタン（ニューロタン） ・オルメサルタン（オルメテック） ・テルミサルタン（ミカルディス） ・バルサルタン（ディオバン） ・カンデサルタンシレキセチル（ブロプレス） ・イルベサルタン（イルベタン，アバプロ） ・アジルサルタン（アジルバ）	発疹，立ちくらみ，ほてり，頭痛など．アンジオテンシン変換酵素阻害薬と同様，胎児への影響が報告されており，妊婦への投与は禁忌！

表5-5 代表的な直接的レニン阻害薬

一般名（商品名）	おもな有害反応
・アリスキレン（ラジレス）	頭痛，高尿酸血症，下痢など．

表5-6 代表的な交感神経遮断薬

	一般名（商品名）	おもな有害反応
α受容体遮断薬	・ドキサゾシン（カルデナリン） ・プラゾシン（ミニプレス） ・ブナゾシン（デタントール）	起立性低血圧が生じることが多く，特に，はじめて投与するときは注意が必要 また，血圧降下に伴って生じる反射性頻脈が問題となる．
β受容体遮断薬	・アテノロール（テノーミン） ・ビソプロロール（メインテート） ・カルベジロール（アーチスト）	喘息，高度徐脈を合併している患者さんには使用禁忌！ 耐糖能障害，閉塞性肺疾患，末梢動脈疾患を合併している患者さんには慎重投与！

るものが好まれます．脂質代謝など代謝面への有害反応が心配な場合はαβ遮断薬であるアーチスト®が使用され，慢性腎臓病に対する治療にはメトプロロール（セロケン®），アーチスト®が使用されます．

g　α₂受容体刺激薬（表5-7）

α₂受容体刺激薬は，延髄にある血管運動中枢のα₂受容体を刺激して，血圧の上昇に関与しているノルアドレナリンの遊離を抑制することにより，交感神経興奮伝達を抑制します．妊娠高血圧症候群に対して第一選択薬として用いられることがあります．

表5-7　代表的なα₂受容体刺激薬

一般名（商品名）	おもな有害反応
・ヒドララジン（アプレゾリン） ・メチルドパ（アルドメット）	徐脈，血圧低下，鎮静など．

おもな脂質異常症治療薬

脂質異常症とは，血液中の脂質，具体的にはコレステロールや中性脂肪（トリグリセリド）が多すぎる状態のことです．血液中にはコレステロール，中性脂肪，リン脂質，遊離脂肪酸の4種類の脂質が遊離しています．なかでも，多すぎると問題となるのは，コレステロールと中性脂肪です．

脂質異常症には，LDLコレステロールが高いタイプ（高LDLコレステロール血症），HDLコレステロールが低いタイプ（低HDLコレステロール血症），中性脂肪が多いタイプ（高トリグリセリド血症）の3つがあります．

増えた脂質が血管の内側にたまって，動脈硬化を起こします．脂質異常症自体の症状はありませんが，放置すると動脈硬化になり，ついには，心筋梗塞や脳梗塞を発症します．

(1) 代表的な治療薬と，効能および有害反応（表5-8）

a　高LDLコレステロール血症

LDLコレステロールは，コレステロールの検査値のなかでは心血管疾患の絶対的リスクファクターであり，悪玉コレステロールといわれます．ほかの検査値であるHDLコレステロール，中性脂肪と比較して，明らかに重要度が高いとされています．このLDLコレステロールが血液中に多く存在する（140 mg/dL以上）状態が，高LDLコレステロール血症です．

b　低HDLコレステロール血症

HDLコレステロールは，細胞から余分なコレステロールを回収し，肝臓に戻すコレステロール逆転送系の中心的役割をはたすリポタンパクで，善玉コレステロールともいわれます．血液中のHDLコレステロールが少ない（40 mg/dL未満）場合，脂質異常症と診断されます．特に，女性では心血管疾患の重要なリスクファクターになります．

c　高トリグリセリド血症（表5-9）

血液中に中性脂肪が多く存在する（150 mg/dL以上）タイプの脂質異常症です．メタボリックシンドロームの診断基準項目の1つでもあり，動脈硬化発症への関与が示されています．

表5-8　脂質異常症の代表的治療薬

	一般名（商品名）	おもな有害反応
HMG-CoA還元酵素阻害薬（スタチン）	〈重症〉 ・アトルバスタチン（リピトール） ・ピタバスタチン（リバロ） ・ロスバスタチン（クレストール） 〈軽症〉 ・プラバスタチン（メバロチン） ・シンバスタチン（リポバス）	腹痛，発疹，倦怠感など． 〈重篤〉横紋筋融解症，末梢神経障害，ミオパシー，肝機能障害，血小板減少など．

※フィブラート系薬物とHMG-CoA還元酵素阻害薬（スタチン）を併用すると，横紋筋融解症の発生リスクが高くなることが知られており，これら2剤の併用は，原則禁忌！

表5-9　高トリグリセリド血症の代表的治療薬

	一般名（商品名）	おもな有害反応
フィブラート系薬物	・ベザフィブラート（ベザトールSR） ・フェノフィブラート（リピディル）	横紋筋融解症，肝障害，膵炎など．

※フィブラート系薬物：脂質合成にかかわるタンパクの合成を制御

おもな糖尿病治療薬

糖尿病とは，血液中のグルコース（ブドウ糖）濃度が病的に高い状態を示す疾患です．無症状の状態から，著しい喉の渇き，大量の尿を排泄する状態，さらに，意識障害，昏睡に至る状態まで，その程度はさまざまです．

(1) 代表的な治療薬と，効能および有害反応

a インスリン製剤

インスリンは，膵臓に存在するランゲルハンス島（膵島）のβ細胞から分泌されるペプチドホルモンの1種です．脂肪組織や骨格筋におけるグルコースの取り込み促進や，肝臓における糖新生の抑制，グリコーゲンの合成促進・分解抑制などの作用により血糖を低下させます．

b インスリン分泌促進薬（表5-10）

スルホニルウレア（SU薬）が中心です．SU薬は膵臓のランゲルハンス島β細胞の受容体に結合し，インスリン分泌を促進します．SU薬は肝臓で代謝されます．

c インスリン抵抗性改善薬（表5-11）

○ビグアナイド系（BG薬）

BG薬は，肝臓における糖新生を抑え，筋肉での糖の取り込みを促進し，腸管でのブドウ糖吸収を抑制することにより血糖値を低下させると考えられています．インスリン抵抗性改善薬です．

○チアゾリジン系（TZD薬）

TZD薬は，脂肪細胞に作用し，ブドウ糖の取り込みを増やすことにより血糖を低下させます．

d DPP-4阻害薬（表5-12）

インクレチンは，おもに，小腸で産生され，膵臓のβ細胞に作用してインスリン分泌を促進させるホルモンです．DPP-4阻害薬は，インクレチン分解酵素DPP-4を阻害し，膵β細胞からのインスリン分泌を促進させるとともに膵α細胞からのグルカゴン分泌を抑制し，インスリンの作用を強め，血糖値の上昇を抑えます．

e SGLT2阻害薬（表5-13）

SGLT2阻害薬は，ナトリウム/グルコース共輸送体（SGLT2）を標的とした阻害薬です．SGLT2は腎尿細管にあり，糸球体でろ過された原尿に含まれているブドウ糖をナトリウムとともに再吸収することにより，ブドウ糖が血液中から尿に失われるのを防いでいます．

SGLT2阻害薬は，この作用を阻害し，ブドウ糖を尿中に排出させることにより，血糖値を下げます．

表5-10　代表的なインスリン分泌促進薬

一般名（商品名）	おもな有害反応
・グリベンクラミド（オイグルコン，ダオニール） ・グリクラジド（グリミクロン） ・グリメピリド（アマリール）	インスリン過剰分泌による低血糖

※血中除去半減期や作用持続時間が異なります．

表5-11　代表的なインスリン抵抗性改善薬

	一般名（商品名）	おもな有害反応
ビグアナイド系（BG薬）	・メトホルミン（メトグルコ） ・ブホルミン（ジベトス）	肝障害，腎障害，心障害など，乳酸アシドーシスを起こしやすい病態の既往がある患者さんには使用をさける．また，ヨード造影剤を用いて検査を行うときは2日前から投与中止
チアゾリジン系（TZD系）	・ピオグリタゾン（アクトス）	浮腫や貧血を合併することがあり，心不全既往患者さんには禁忌！

表5-12　代表的なDPP-4阻害薬

一般名（商品名）	おもな有害反応
・シタグリプチン（グラクティブ，ジャヌビア） ・ビルダグリプチン（エクア） ・アログリプチン（ネシーナ） ・リナグリプチン（トラゼンタ） ・テネリグリプチン（テネリア） ・アナグリプチン（スイニー） ・サキサグリプチン（オングリザ）	DPP-4阻害薬の代謝・排泄経路は，おもに肝臓と腎臓であるため，腎障害や肝障害の患者さんでは低血糖などの有害反応が出現しやすく，注意が必要

表5-13　代表的なSGLT2阻害薬

一般名（商品名）	おもな有害反応
・イプラグリフロジン（スーグラ） ・ダパグリフロジン（フォシーガ） ・ルセオグリフロジン（ルセフィ） ・トホグリフロジン（デベルザ，アプルウェイ） ・カナグリフロジン（カナグル）	皮疹・紅斑など．尿量が増加するため一過性の血圧低下を生じる．

※本系統の薬物は，その作用機序から，高度または末期の腎障害患者さんでは，有効性は期待できない．

おもな免疫抑制薬

免疫抑制薬とは，免疫系の活動を抑制することを目的とした薬物です．臨床的には移植臓器や組織（骨髄，心臓，腎臓，肝臓など）に対する拒絶反応の抑制，自己免疫疾患（関節リウマチ，重症筋無力症，全身性エリテマトーデス，クローン病，潰瘍性大腸炎など），炎症性の疾患（アレルギー性喘息の長期的抑制など）の治療などに用いられます．

（1）代表的な治療薬と，効能および有害反応（表 5-14）

大部分の免疫抑制薬は，非選択的に作用するため，免疫系の働きによる感染や悪性新生物の増大を制御することが困難です．

いずれも，抗生物質としてスクリーニングされ開発された薬物で，特異的リンパ球シグナル伝達を阻害します．なお，タクロリムスの開発コードナンバーは FK506 で，FK506 としても知られています．

シクロスポリンは急性拒絶反応を抑制するために用いられますが，腎毒性があるため長期間の使用には注意が必要です．

タクロリムスは，シクロスポリンよりも強力な免疫抑制薬であり，シクロスポリンと同様の作用機序によって免疫を抑制します．

表 5-14　代表的な免疫抑制薬

一般名（商品名）	おもな有害反応
・シクロスポリン（サンディミュン，ネオーラル）	腎毒性，高血圧，多毛，神経毒性，肝毒性など．
・タクロリムス（プログラフ，グラセプター）	腎毒性など．

※免疫抑制薬は，ほかの薬物の代謝や作用に影響する場合もある．

おもな抗がん剤

抗がん剤とは，悪性腫瘍の増殖を抑えることを目的とした薬物です．抗がん剤には強い毒性をもつものが多く，がん細胞だけでなく健常な細胞の機能までも抑制（妨害）・破壊することにより，抗がん剤の強い有害反応が生じます．

（1）代表的な治療薬と，効能および有害反応（表 5-15）

抗がん剤を分類すると，アルキル化薬，代謝拮抗薬，植物アルカロイド，抗腫瘍薬があります．抗がん剤の作用機序には，DNA 合成阻害，細胞分裂阻害，DNA 損傷，代謝拮抗，栄養阻害などがあります．

5-フルオロウラシル（5-FU）は，代謝拮抗薬の代表で，DNA の合成に必要なウラシルに似た分子構造をもち，ウラシルの代わりに DNA に取り込まれてその合成を阻害し，抗腫瘍効果を発揮します．多くのがんに効果があり，消化器がんを中心に広く用いられています．

表 5-15　代表的な抗がん薬

一般名（商品名）	おもな有害反応
・5-フルオロウラシル(5-FU)	脱毛，吐気（悪心），骨髄抑制，口腔内のびらん，皮膚炎など．激しい下痢や出血性腸炎などの消化器症状，それに伴う脱水症状など．重大な有害反応として，高度の骨髄抑制や間質性肺炎，うっ血性心不全，肝機能障害や黄疸，急性腎不全，白質脳症など．

おもな抗凝固薬

抗凝固薬とは，血液が凝固するのを阻害する薬物です．

血液が固まらないようにする薬物のうち，凝固系に対しておもに作用するもので，血栓塞栓症の治療と予防や，カテーテルの閉塞を防ぐために用いられます．

（1）代表的な治療薬と，効能および有害反応（表 5-16）

a　ビタミン K 依存性凝固因子合成阻害薬

凝固因子のうち第Ⅱ因子，第Ⅶ因子，第Ⅸ因子，第Ⅹ因子合成の補因子ビタミン K に対する拮抗作用により抗

凝固作用を発揮します．

ワルファリンは，多くの食品・医薬品との併用によって，その作用が増強・減弱することが知られており，注意が必要です．納豆，クロレラなどのビタミンKの多い食品をとるとワルファリンの効果は減弱します．

抗真菌薬であるミコナゾールを併用すると，ワルファリンの代謝が強力に阻害され，ワルファリンの効果が著しく増大し，致死的になることもあります．

b 直接トロンビン阻害薬

直接トロンビン阻害薬は，トロンビンの作用を競合阻害し，フィブリノゲンのフィブリンへの転換を抑制することにより血栓形成を抑制します．

c 第Xa因子阻害薬

第Xa因子阻害薬は，トロンビン活性化を促進する第Xa因子を阻害する薬物です．

表5-16 代表的な抗凝固薬

	一般名（商品名）	おもな有害反応
ビタミンK依存性凝固因子合成阻害薬	・ワルファリン（ワーファリン）	催奇形性 妊婦への投与は禁忌！
直接トロンビン阻害薬	・ダビガトラン（プラザキサ） ・アルガトロバン（スロンノンHI）（ノバスタンHI）	出血性脳梗塞，脳出血，消化管出血，劇症肝炎，肝機能障害など
第Xa因子阻害薬	・リバーロキサバン（イグザレルト） ・エドキサバン（リクシアナ） ・アピキサバン（エリキュース）	鼻出血，皮下出血，歯肉出血，脳出血，消化管出血，肝機能障害など

■ ビスホスホネート系薬物（BP製剤）による顎骨壊死

BP製剤を長期間内服している患者さんに，ある種の医薬品，顎骨付近への放射線治療，抜歯などの歯科処置，口腔内の不衛生などの条件が重なった場合，顎骨に炎症が生じ，壊死を生じることがあります（図5-2）．骨代謝異常に起因する医原性の疾患と考えられています．

顎骨に生じる理由として，顎骨は，咀嚼により強い圧力にさらされるため，骨代謝が速く，BP製剤が沈着するためと考えられています．現在のところ，BP製剤の投与を中止する以外に有効な治療法がなく，いったん発症すると，症状は進行性で，難治性です．

BP製剤は，破骨細胞の活動を阻害し，骨の吸収を防ぐ薬物です．骨粗しょう症，変形性骨炎（骨ページェット病），腫瘍の骨転移，多発性骨髄腫，骨形成不全症，そのほか，骨の脆弱症を特徴とする疾患の予防と治療に用いられます．近年，日常臨床では骨密度の低い患者さんの骨折予防などの目的で，十分なリスクの説明もないままBP製剤が大量に投与されています．このため，今後，この疾患が増大することが懸念されています．

BP製剤には，注射薬と内服薬があります．注射薬は，悪性腫瘍の骨への転移や悪性腫瘍による高カルシウム血症に，内服薬は，骨粗しょう症に対する治療に用いられています（表5-17）．

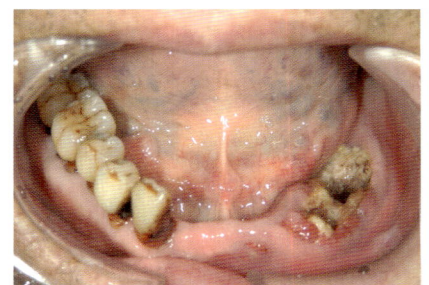

図5-2 ビスホスホネート系薬物による顎骨壊死
（自治医科大学歯科口腔外科講座，神部芳則教授提供）

表5-17 代表的なビスホスホネート系薬物

一般名（商品名）	おもな有害反応
・エチドロネート（ダイドロネル） ・パミドロネート（アレディア）（注射薬） ・リセドロネート（アクトネル，ベネット） ・ミノドロネート（リカルボン，ボノテオ） ・ゾレドロネート（ゾメタ）（注射薬）	消化性潰瘍，肝機能障害，急性腎不全，汎血球減少症，顎骨壊死・顎骨骨髄炎，大腿骨の非定型骨折など

6 感染対策のチェックポイント

歯科に来院する患者さんは，自分がどのような感染症に罹患しているか知らないことがあるため，すべての患者さんに対して感染予防対策を行う必要があります．
「すべての患者の湿性生体物質は感染の可能性があるものとして取り扱う」と考え，感染予防を目的に，医療従事者の感染を防ぐだけでなく，交差感染から患者さんを守ることも歯科衛生士の重要な役割です．
歯科治療は，観血的処置を伴う鋭利な小器具の使用が多く，血液，プラーク，歯石，膿汁など，感染の原因になるものが多数あります．しかし，忙しい日常のなかですべてのことに神経を配るのは，とても大変なことです．どういうときに（出血を伴う処置や鋭利な器具を使うときなど）注意しなければならないのか，感染とはどういうことかを，スタッフ全員が理解できるように，日ごろから考える習慣を身につけることが大切です．

標準予防策

感染に対しては，感染症の診断，推定の有無にかかわらず，すべての患者さんに対して標準予防策 standard precaution をとることが基本になります．おもに，①血液，②体液，分泌物（汗を除く），排泄物，③皮膚破綻部，④粘膜に適応します．

対応は，ケア前後の手指衛生（手洗いおよび速乾性擦式手指消毒薬の使用），血液や体液に触れる可能性があるときは，手袋の着用，また，血液や体液が飛散する可能性があるときは，個人防護具（マスク，フェイスシールド，ガウン）を着用します．

感染経路別予防策

(1) 接触感染予防策
　直接接触：皮膚と皮膚の直接的な接触
　間接接触：医療器具などを介した接触
　両者とも，適切な洗浄，消毒が最も有効です．
　〈適応〉高度耐性アシネトバクター・バウマニ，高度耐性緑膿菌，バンコマイシン耐性腸球菌，MRSA（易感染性患者さんの病棟），B 型肝炎ウイルス，C 型肝炎ウイルス，感染性下痢症，感染性胃腸炎

(2) 飛沫感染予防策
咳やくしゃみ，気管吸引時に生じる飛沫に病原体が含まれて，それが鼻粘膜などに付着します．
　〈適応〉インフルエンザ，ムンプス，風疹，RS ウイルス（小児科）

(3) 空気感染予防策
飛沫核に付着した病原体が，長時間にわたって空気中を浮遊しつづけます．病室が，廊下に対して常に陰圧となるような特殊な空調設備や，N95 マスク（図 6-1）などが必要になります．
　〈適応〉喀痰飛沫陽性結核，麻疹，水痘，免疫不全を伴う帯状疱疹

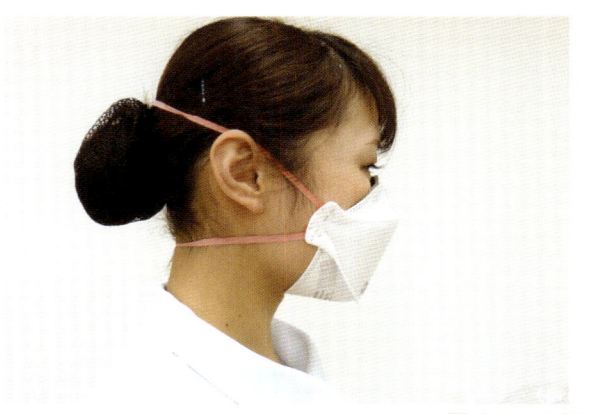
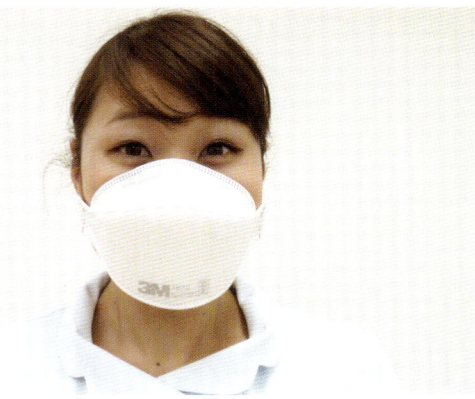

図 6-1　N95 マスクの着用

感染源別対応

感染源別の対応法を**表 6-1** に示します．

表 6-1　感染源別対応法

	疾 患 名	対　策	環境消毒
細菌	多剤耐性アシネトバクター・バウマニ	接触	アルコール
	多剤耐性緑膿菌	接触	アルコール
	ESBL 産生菌	接触	アルコール
	クリストリジウム・ディフィシル	接触	次亜塩素酸ナトリウム
	MRSA	接触，標準	アルコール
	A 群溶血性レンサ球菌（溶連菌）	接触	アルコール
	マイコプラズマ肺炎	接触	アルコール
	レジオネラ	標準	アルコール
	百日咳	飛沫	アルコール
	結核	空気	アルコール
	O-157	接触	次亜塩素酸ナトリウム
ウイルス	感染性胃腸炎（ノロウイルス，ロタウイルス）	接触	次亜塩素酸ナトリウム
	インフルエンザ	飛沫	アルコール
	麻疹	空気	アルコール
	水痘	空気・接触	アルコール
	播種性帯状疱疹	空気・接触	アルコール
	流行性耳下腺炎	飛沫	アルコール
	風疹	飛沫	アルコール
	RS ウイルス	飛沫・接触	アルコール
	アデノウイルス	飛沫・接触	アルコール
	B 型・C 型肝炎ウイルス	接触	次亜塩素酸ナトリウム
	ヒト免疫不全ウイルス（HIV）	標準	アルコール

※アルコール：ショードック[R]
　次亜塩素酸ナトリウム：バイゲンラックス[R] 50 倍希釈，ミルトン[R] 10 倍希釈

6　感染対策のチェックポイント　**23**

医療廃棄物処理の基本

○規定にもとづき，廃棄物の種類に応じて正しく分別して廃棄します．
○医療廃棄物であることが識別できる専用の容器に直接廃棄することで，病原微生物に暴露される機会を軽減します．
○医療廃棄物の詰め替えはしません．
○医療廃棄物容器は，必ずフタつきフットペダルを使用します．
○廃棄物は，はみ出さないようにし，圧縮せずに，8割まで溜まったらフタをきちんと閉めて廃棄します．

 B型・C型肝炎ウイルス対策

使用済みの器具は，表面に付着している血液や唾液を，なるべく早く清拭または水洗などで除去します．血液や唾液が残留していると，消毒・滅菌効果が低下します．その際，鋭利な器具で手指を傷つけないように注意します．また，消毒・滅菌するときは，器具類の材質や特性を理解したうえで適した方法を選択します（さびや変形，変質に注意）．

滅菌には，オートクレーブ，酸化エチレンガス滅菌，過酸化水素低温ガスプラズマ滅菌などがあります．オートクレーブは，操作性，残留毒の点で最も安全で確実な方法です．

(1) 効果的な消毒法

a 手　指
速乾性擦式手指消毒薬を十分に擦り込みます．

b 器　具
グルタラール，フタラール，過酢酸，次亜塩素酸ナトリウムで消毒後，十分に水洗します．

c 環　境
次亜塩素酸ナトリウムで清拭します．

 歯科診療における院内感染予防対策の実際―あなたの歯科医院はいくつ該当しますか？

○感染予防に対し医療職としての自覚喚起と奨励，およびB型肝炎（HB）ワクチンの接種
○可能なかぎり病歴をとり，十分な問診
○爪は短くし，指輪，時計，ブレスレットははずす．
○髪の毛はアップにして束ねる．
○ディスポーザブルエプロンを着用，マスク，ゴーグルまたは眼鏡を装着
○一処置一手洗いの原則
○ハンドソープによる十分な手洗い（1分間）
　手洗い後はペーパータオルまたはエアータオルを使用
○手洗い後はグローブを着用：グローブは，患者ごとに交換．破れたり穴があいたら，手洗いして取り替え
○正しいグローブの着用法と，患者ごとにハンドソープあるいは速乾性擦式手指消毒薬によるもみ洗い（ラビング法）
○観血処置前の無菌的な手洗い（3分間）と，滅菌グローブの正しい着用法
○手術直前，患者に含嗽剤によるブクブクうがい（3回）
○可能なかぎりディスポーザブルを使用：注射針，メス，縫合糸，ペーパータオルなどは使用後破棄
○針刺し事故防止に，リキャップは行わない．
　やむをえない場合は，安全に，確実に行う．
○使用後の器具類には，ウォッシュディスインフェクターと超音波洗浄器を積極的に利用
○器具類の使用目的に応じて洗浄，消毒，滅菌
○バー，リーマー，ファイルの使用後は，ただちに消毒剤に入れ，超音波洗浄
○ペーパーポイント，ガッタパーチャポイントは，ガス

減菌
○治療後のエアータービン，マイクロモーターは，消毒用エタノールによる清拭と20秒間の空吹かし
○バキュームチップからコップ1杯の水の吸引と，バキュームチップ，ラバーチップは，消毒液に浸漬
○チェアー，ブラケットアームとテーブル，バキュームシリンジホルダー，ライト（ハンドル）などの清拭消毒
○患者の口唇あるいは口腔内を触った手でキャビネットの引き出しを開けない，器具を出さない．

○印象採得後，ただちに印象体を流水下で2分間水洗し，消毒剤へ5分間浸漬．水洗後，石膏を注入
○グローブをしたままカルテを書かない，パソコン操作をしない，電話に応答しない，トイレに行かない．
○ユニホームのまま外に出て買い物しない．
○週に1度は，ユニホーム，ナースキャップ，カーディガン，エプロンの洗濯とアイロンがけ
○院内設備の衛生管理と歯科医療廃棄物の分別処理（捨てる）

（松風歯科クラブ：消毒・減菌のマニュアル＆チャートより抜粋）

 はっ！ とした項目はありませんでしたか

○私たち自身で改善できることは，早速今から実行しましょう．
○診療室で毎日何気なく行っている診療のなかに，感染に結びついてしまう危険が隠れているかもしれません．何かが起きてからでは遅いのです．
　起こる前に，起こりうる危険を予測しましょう．
　スタッフ一人ひとりが正しい知識をもつことが，自分自身と患者さんを守る大切な鍵になります．
○「言いたいけど今さら言えない…」などとモヤモヤする必要はありません！
　在職年数も経験年数も関係ありません．スタッフの意見が言えるような雰囲気づくりも，とても大切です．
　患者さんや私たち自身のために，安心，安全な歯科診察が行えるように，よりよい診療室にしていきましょう．

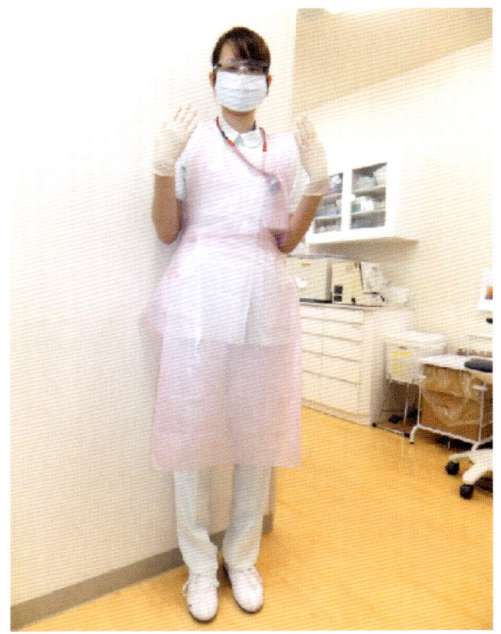

図6-2　診察時の個人防護具
ゴーグル，マスク，グローブ，ディスポーザブルエプロンを着用します．グローブは，天然ゴムによる副作用が起こることがあるため，アレルギーをもつ患者さんには注意が必要です．

参考文献
1) 感染防止対策マニュアル/自治医大付属病院
2) 感染対策マニュアル/自治医大付属病院
3) 歯科領域の感染対策/サラヤ

7 高血圧症の患者さんが来院したら

口腔ケア前

バイタルサイン
- ☐ 血圧，脈拍，呼吸数，SpO$_2$，体温
- ☐ 高血圧症

緊急時の対応方法，常備持参薬
- ☐ 降圧薬の使用，治療の有無の確認
- ☐ 基礎疾患の把握（特に，心疾患の有無）
- ☐ 常備持参薬（ニトログリセリン舌下錠など）
- ☐ 5〜10分間隔で血圧を測定
  180/100 mmHg以上やRPP 12,000以上　→処置を中止してドクターコール

口腔ケアを開始するにあたり

内因性カテコールアミン
　　ストレス：疼痛，苦痛（無理な体位，音や臭いなどの治療室環境）
　　　　　　　循環動態が変化しやすく，危険な合併症を生じることがある
　　　　　　　特に，予備力のない患者さんは注意
- ☐ ストレスの軽減　→鎮静，適切なサクション
- ☐ 体位の調整　→セミファーラー位，クッションの使用
- ☐ リラックスできる環境の整備

外因性カテコールアミン
- ☐ エピネフリン含有局所麻酔薬

口腔ケア中

危険なサイン
- ☐ 頭痛，耳鳴り，嘔気・嘔吐，血圧上昇　→高血圧性脳症や脳出血

降圧薬と歯肉肥大
- ☐ 歯肉肥大（カルシウム拮抗薬の副作用）

26

まず高血圧症について知りましょう

高血圧症の患者さんは，日本では約4,300万人と推定されています．年齢が高くなると，その数も増え，中高年者では60％を超えるとされています．

成人の高血圧の基準（JSH2014）

	収縮期血圧	拡張期血圧
診察室血圧	140 mmHg 以上	90 mmHg 以上
家庭血圧	135 mmHg 以上	85 mmHg 以上

高血圧の状態が長期間持続すると，心臓，脳，腎臓，眼に負担がかかり，器質的な異常が生じ，致命的な合併症を生じることがあります．高血圧症は，「サイレントキラー」ともよばれ，症状がないことが多く，健診などで指摘されても病気と認識できず，医療機関を受診しないことが多くみられます．

本章では，歯科衛生士が，口腔ケアや処置時に注意すること，必ず覚えておくことに的を絞って記載します．また，基本的なバイタルサインの確認，血圧測定もできるようにしましょう．

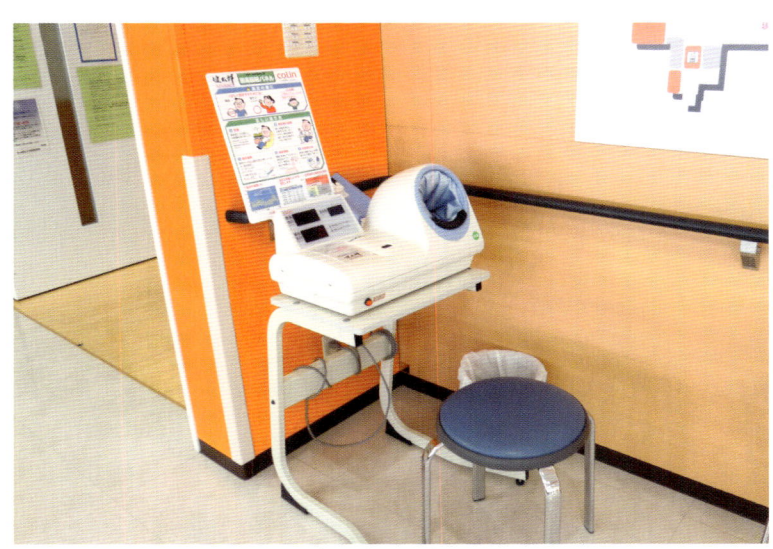

自動血圧測定器

歯科治療前の評価をしっかり行いましょう

(1) バイタルサイン（全身状態）

ケア前に，まず，バイタルサインである血圧，心拍数（脈拍），呼吸数，SpO_2，体温を測定します．バイタルサインの把握は，すべてのケアを開始するにあたり基本事項です．

血圧が高い場合には，降圧薬の使用，治療の有無を確認しましょう．異常な血圧の場合には，内科で，まず血圧コントロールをしてもらうことが大切です．

前述したように，患者さんは，症状がない場合や病識がないと問診票に記載しないことがあります．会話やパッと見た印象が，発見の契機になることがあります．言動や嗜好品，既往歴，家族歴，生活習慣などについて注意深くきいてみましょう．キーワードとして，「肥満体型」，「しょっぱいものが大好物」，「腎臓疾患がある」，「糖尿病がある」，「手足などに麻痺」，「酒，タバコが好き」，「めまい，頭痛がする」，「いびきをかく」，「家族に血圧が高い人がいる」，「白衣をみると緊張する」など，ヒントが隠されていることがあります．

❗歯科が大嫌いで，ほとんど受診歴がない，歯科に恐怖心が強い，嘔吐反射が強い，多弁な患者さんは，血圧が上昇しやすいので注意しましょう．

(2) 緊急時の対応方法，常備持参薬

基礎疾患を把握（特に，心疾患の有無）し，常備持参薬（ニトログリセリン舌下錠など）を確認しておきます．モニタリングは，5～10分間隔で行い，血圧180/100 mmHg以上やRPP 12,000以上の場合には，処置を中止して，ドクターコールします．特に，高血圧症の合併症として虚血性心疾患を併発している患者さんでは，心筋虚血に注意する必要があります．RPPなどのモニター情報を活用しましょう．

❗**決して無理をしない** 5～10分間隔で血圧を測定し，180/100 mmHg以上のときは，口腔ケアを中止します．そして，体位や疼痛の有無など，ストレスが加わっていないかチェックします．原因がわかり，バイタルサインが安定し，症状が消えたら再開します．

口腔ケアを開始するにあたり，次のことに注意しましょう

ストレスの軽減が，高血圧の患者さんの口腔ケアに際しての重要なポイントです．

血圧を変動させる要因には，内因性・外因性カテコールアミンがあります．

(1) 内因性カテコールアミン

a ストレス（不安，恐怖）

処置の前にどのようなことをするのか，処置は痛みを伴うのか，どのくらい時間がかかるのかなど，わかるように説明します．

不安，緊張が強い患者さんは，この説明だけでもストレスが軽減し，安心するものです．緊張している患者さんに専門用語を格好よく使って早口で説明しても，緊張させて血圧を上げてしまうだけです．

b 疼痛，苦痛

○**体位の工夫**：誤嚥しやすい患者さんはセミファーラー位（仰向けで寝て，上半身を15度から30度起こした姿勢）にし，円背（猫背）の場合には，クッションを背中や首に入れて安定させます．誤嚥のリスクが高い患者さんの頭部を後屈させたり，背中の曲がった患者さんを，合図なく急に仰臥位にしてはいけません．

○**排唾管の使用**：鼻呼吸ができず，口呼吸を行っている患者さんには，適切に吸引処置を行いましょう．息こらえや誤嚥による咳により血圧を上げてしまいます．

○**抗不安薬の処置前投与，鎮静の適応**：歯科主治医またはかかりつけ医に相談しましょう．嘔吐反射や緊張をやわらげることができます．

○**診察室内の環境整備**：歯科独特の臭い（薬品），音（器

具を片づけるときや，ほかの患者さんを治療するときの音）などには，換気をし，個室などを利用すると有効です．白衣を見ると緊張する患者さんもいます．スタッフの着衣にも配慮が必要です．

（2）外因性カテコールアミン
　　　（エピネフリン含有局所麻酔薬）

歯科衛生士が麻酔をすることはないので，特に，ストレス，疼痛，苦痛に注意します．ただし，当日の治療内容は把握しておきましょう．

 ## 口腔ケア中は，次のことに注意しましょう

（1）危険なサイン（臨床症状）

異常な血圧変動が生じたら，危険なサインが出ていないか，すぐにチェックします．頭痛，耳鳴り，嘔気・嘔吐，血圧上昇などの臨床症状が現れた場合には，処置を中止するとともに，ドクターコールします．

いずれも致命的な状態になる可能性があり，早急に適切な対応が必要です．モニターを眼と耳で確認するとともに，患者さんの状態を確認しながら処置を進めることがポイントです．

バイタルサインが安定し，主治医の指示が出たら，処置を再開します．

（2）歯科衛生士の専門的知識をいかす

降圧薬にはさまざまな種類があります．そのなかでもカルシウム拮抗薬（p.16参照）を内服している患者さんは，急を要するものではありませんが，歯肉肥大を生じることがあります．残念ながら，ほとんどの患者さんは副作用についての知識がなく，外科治療の適応になることがあります．

特に歯周炎は，歯肉肥大を助長させるので，啓蒙し，モチベーションを高めましょう．

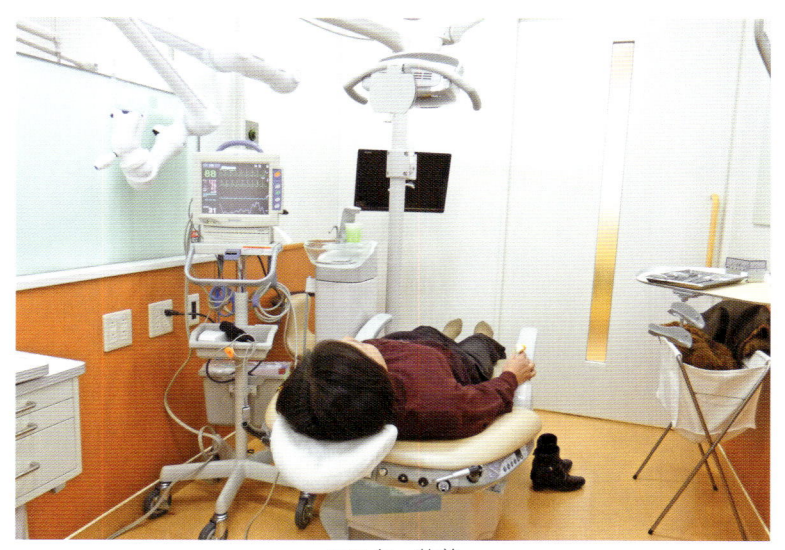
モニター装着

症例 1
61歳，男性

主　訴

歯肉の増殖が著しく，食事のとき上顎の歯肉に当たって痛い．

現病歴

3〜4年前から歯肉腫脹がみられ，近歯科にて歯周治療を行っていましたが，症状の改善なく，加療目的に当科受診となりました．

既往歴

- 高血圧（45歳〜）
- 狭心症
- 糖尿病（45歳〜）
- 痛風
- 躁うつ病

内服薬：商品名

- アダラート（降圧，狭心）
- ディオバン（降圧）
- アロシトール（痛風）
- クレストール（脂質）
- フルイトラン（降圧，利尿）
- レンドルミン（不安・睡）
- ロヒプノール（不安・睡）
- アビリット（胃腸，潰瘍，抗精神）
- セパゾン（不安・睡）

全身所見

血圧のコントロールは内服薬にて良好で，血圧126/70 mmHgでした．糖尿病のコントロールは，内科からインスリンを処方されており，定期的に通院していました．合併症はありません．
HbA1c 6.3％

口腔内所見

全顎的に歯肉の増殖性腫脹があり，歯面・歯周ポケット内にプラークが多量に付着し，歯周ポケットからは排膿もみられました．歯石沈着は軽度でした（図7-1）．

歯周基本検査の結果

カルシウム拮抗薬を内服しており，プラークコントロールも不十分で歯肉肥大が著しく，また，喫煙歴もあり口腔内は悪環境でした．

全身疾患があるため内服薬を休薬することはできません．歯肉肥大を助長させないように，できるだけきれいな環境をつくるようにしました．

治療の開始

受診日には，まず血圧を測定し，食事の有無や時間，体調を確認しました．

歯肉の増殖があるため，歯肉を傷つけないように歯ブラシ（ソフト・ミディアム）で丁寧にプラークを除去しました．デンタルフロス，歯間ブラシの使用も同様に，歯肉を傷つけないように注意しました．

プラークコントロールが不十分だったので毎回染色を行い，磨き残しの部

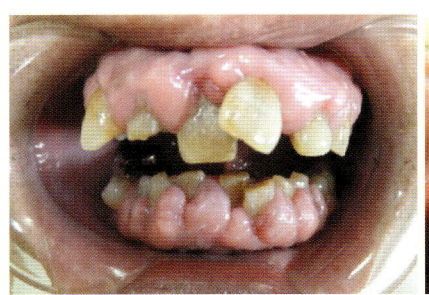 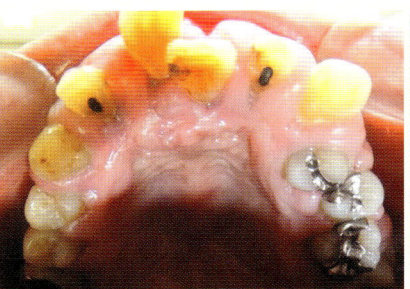 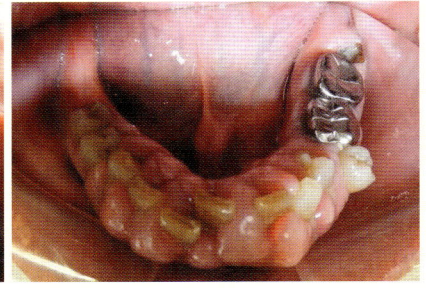

図7-1　初診時口腔内写真

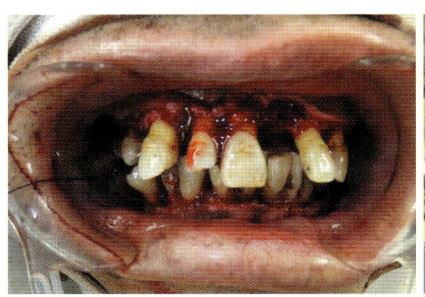 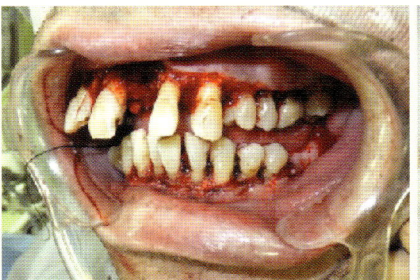 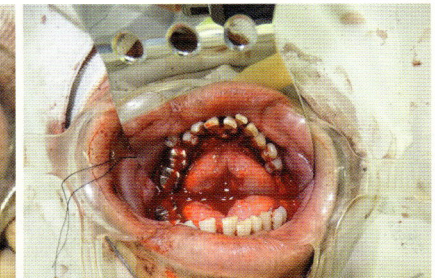

図7-2　全身麻酔下での歯肉切除

位を確認しました.

自宅でのセルフケアが一番大切なため,赤く染まったところは多少時間がかかっても（患者さんの様子をみながら頑張れるところまで）きれいになるまでブラッシングをしてもらい,最後に,術者磨きとスケーリングを行いました.

歯石は,歯肉の腫脹が落ち着くまでは歯肉縁上のみ除去し,歯肉の状態が落ち着いて歯肉縁下歯石が見えてきた部位から,無理をせず,少しずつ除去しました.

〈初診より1か月間〉

歯肉の発赤・腫脹・排膿が著しいため週1回来院してもらい,ヨードグリセリンを生理食塩水で半分にうすめた液で歯肉溝の洗浄を行いました.

〈初診から4か月後〉

プラークコントロールも良好となり,歯肉からの排膿も消失しました.全身麻酔下で歯肉切除を行いました（図7-2,3）.

患者さんは高血圧症のほか,躁うつ病がありました.治療前に,高血圧症のためバイタルサインと体調を確認し,会話のなかで,その日の患者さんの様子（落ちつきがない,目つきがいつもと違うなど）を観察しました.血圧が高いときは,パルスオキシメータを装着し,血圧の変化と患者さんの様子に注意しながら口腔ケアを行いました.

血圧を変動させる要因は個人さまざまです.教科書どおりでもありません.その日の体調,その日の気分,天気,診療室の雰囲気,会話など,ちょっとしたことが血圧の変動につながります.

患者さんは,ややせっかちで,待ち時間が長いとイライラしてしまう性格のため,できるだけ待ち時間を短くするようにしました（混み合わない予約時間の工夫）.時間がかかる処置を行うときは,診察前に,具体的にどれくらい時間がかかるのか説明し,承諾してもらいました.承諾してもらえないときは,無理をせず次回に変更し,患者さんには,今後行わなくてはいけない必要な処置であることを伝えました.

何気ない会話のなかで,患者さんの生活習慣や性格を知っておくとよいでしょう.日ごろからいろいろな患者さんを観察してみてください.

待合室の患者さんや,診療室に入ってきた患者さんの様子が「あれっ？いつもと何かが違う？」という私たちのこの小さな気づきが,とても重要です.どんなことでも歯科医師に伝えるようにします.

歯科衛生士は,口の中だけでなく,患者さんの全身からも変化を読みとることができるよう必要な知識を身につけることが大切です.

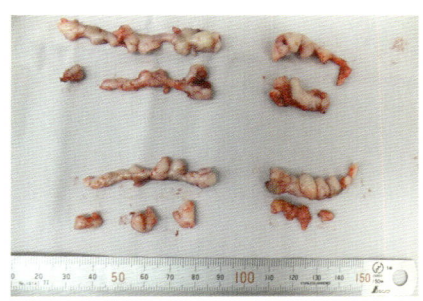

図7-3 切除した歯肉

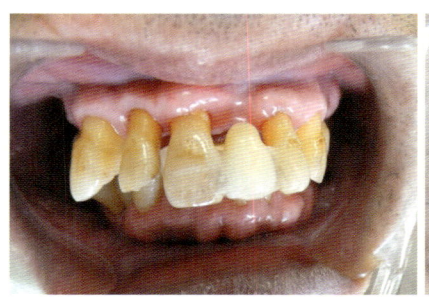

図7-4 切除後6か月経過

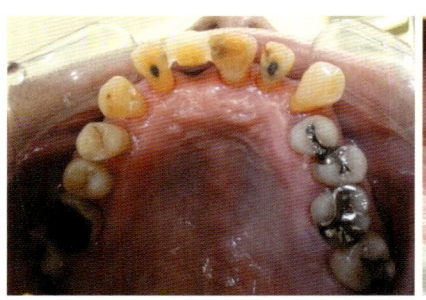
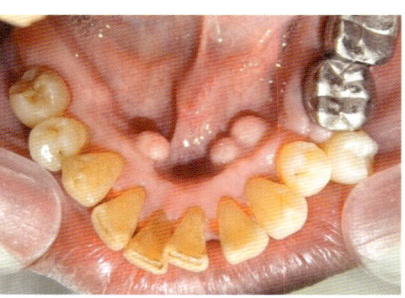

図7-4 つづき

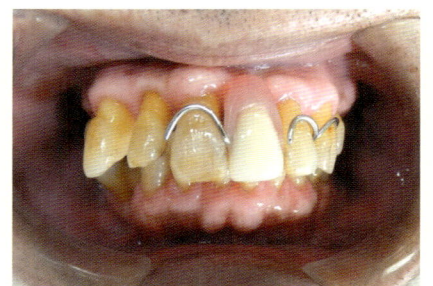

図7-5 左上1抜歯後義歯装着

症例 2

70歳，男性

主訴
歯肉からの出血

現病歴
2年前より，食事やブラッシングのとき歯肉から出血を生じるようになり，通院中の歯科医院にて圧迫止血などの処置を受けていました．

症状の改善がみられないため通院中の内科（透析）に相談し，当科紹介となりました．

既往歴
・高血圧
・慢性腎不全
・維持透析中（58歳〜，月水金）

内服薬：商品名
　アダラート（降圧，狭心）
　カルデナリン（降圧）
　ブロプレス（降圧，心不全）
　カルタン（腎）
　リーゼ（不安・睡）
　プルゼニド（下剤）

全身所見
食事は摂取できていますが，顔色はあまり血色がみられず，蒼白気味でした．

〈血液検査の結果〉
　ヘモグロビン　8.4 g/dL
　血小板数　12.6万/μL

口腔内所見
カルシウム拮抗薬の副作用としての歯肉増殖と歯周病がありました．腫瘤状に線維性のかたい歯肉増殖がみられ，プラークの付着と歯石が多量に沈着していました（図7-6，7）．出血が怖く，歯ブラシを歯肉の近くに当てることができなかったようです．口腔内からは嫌気臭がしました．しかし，口腔内のねばつきは感じるが，口臭は感じないとのことでした．数か所の歯周ポケットからは排膿がみられました．

歯周基本検査の結果
6点法の精密検査で行いました．ほとんどの歯が4〜7 mmの歯周ポケットを形成していました．プロービング時の出血も多かったのですが，動揺はありませんでした．
　プラークスコア　72％

治療の開始
透析中のため，必ず透析日以外に来院してもらい，診察前に体調を尋ねました．

血圧は，普段から180/90 mmHgと高いので，毎回確認します．基本的には自宅で測定してきてもらいますが，普段より高いときは，血圧を測定しながら処置を行いました．

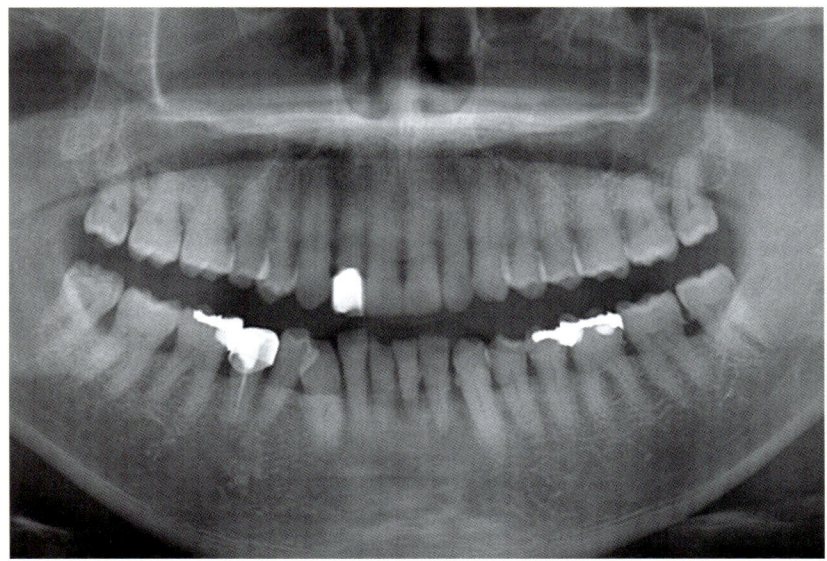

図7-6　初診時パノラマエックス線写真
歯槽骨の水平吸収と歯石が確認できました．

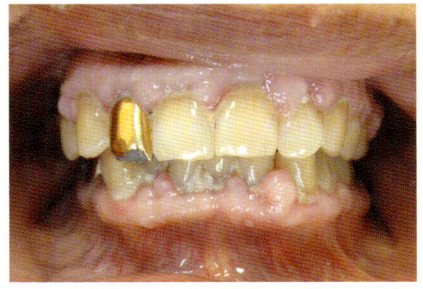

a：歯肉増殖と，歯頸部にはプラークがみられます．歯周ポケットからの排膿もありました．

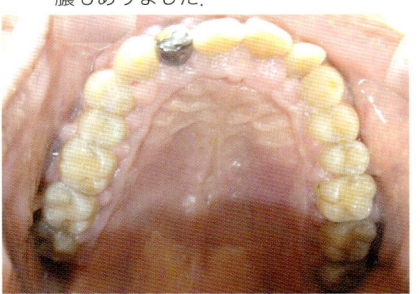

b：歯間部の歯肉増殖が著明でした．
図7-7　初診時口腔内写真

いきなり処置をはじめると、患者さんが緊張して血圧が上がることがあります。まず世間話をして、少し落ち着いてから、これから行う処置内容などを話し、処置を開始しました。

セルフケアの重要性を説明し、ブラッシング指導から行いました。ブラシの動かし方はとても上手でした。出血を恐れずに歯頸部を丁寧に磨くように、可能ならば歯間ブラシも使うように指導しました。歯間ブラシはSSサイズの細いものを勧め、むずかしいところや、歯間空隙が狭く歯間ブラシが入りにくいところは、さけるようにしてもらいました。あまりブラッシングのことを強調すると、患者さんのストレスになるので、「ストレスにならない程度にご自分の体調をみながらやってみて下さい」と声をかけました。

歯肉縁上歯石の除去を行い、次回までに歯肉の改善を期待しました。処置中もこまめに体位に配慮し、苦しくないか声をかけながら行いました。

〈初診から4週間後〉
プラークスコア　33%
ときどき出血する部位はありましたが、セルフケアは良好で、プラークの減少がみられました。再度、歯石の除去を行いましたが、かたい線維性の歯肉増殖がありました。なかなか改善がみられない歯肉をみると、歯肉縁上歯石の除去よりも歯肉縁下歯石の除去が必要と考え、次回からSRPへ移行することにしました。

抗菌薬の投与はありませんでしたが、出血に関しては、血小板が十分に保たれていたので、特に後出血もありませんでした。しかし、「出血が止まらないときは、夜間も対応できますのでご連絡下さい」とお伝えしました。全歯SRPを行い、デンタルエックス線写真と歯周精密検査にて残存歯石の確認をし、必要な部位は2回目のSRPを施行しました（図7-8）。

プラークスコア　55%
ほとんどの歯周ポケットは改善がみられましたが、上顎前歯部に5～7mmの歯周ポケットが3か所あり、改善がみられないので、3か月ごとのサポーティブペリオドンタルセラピー（SPT：歯周サポート治療）へ移行しました。

患者さんは、ときどきブラッシングが雑になってしまうことがあるので、毎回染出し、歯磨き指導（TBI）、PMTCでプラークがない状態で帰宅してもらい、ケアを継続しています（図7-9～10）。

カルシウム拮抗薬の副作用による歯肉増殖がみられ、透析中ということもあり、経過観察中です。セルフケアがうまくいかないと、すぐに歯肉に表れてしまいます。メインテナンスの期間は、患者さんがどの程度セルフケアを行えるかによって決めます。

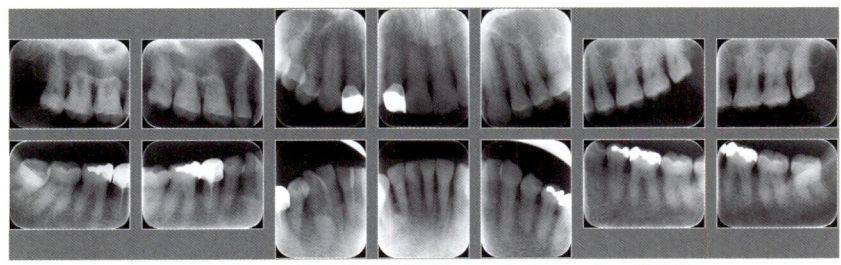

図7-8　SRP終了後再評価時デンタルエックス線写真
臼歯部に少し歯石の取り残しがみられます。これらを参考にし、再SRPを行いました。

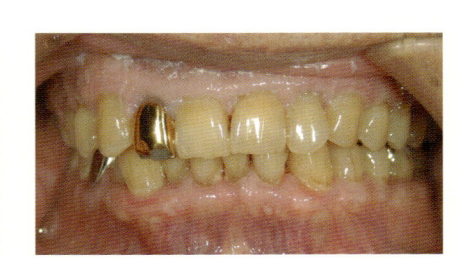

図7-9　初診より10か月後の口腔内写真
歯肉の改善がみられ、出血も少なくなりました。

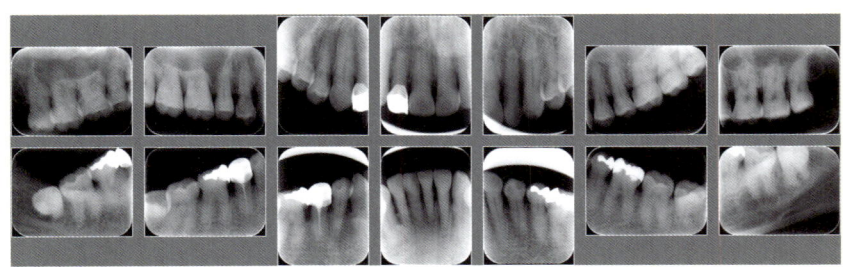

図7-10　初診より10か月後デンタルエックス線写真
歯石も除去でき、SPTへ移行しました。

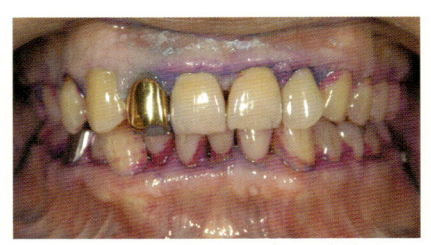

図7-11　図7-9のプラーク染色
定期的に染色して、本人にプラークの付着状況を確認してもらいました。

8 糖尿病の患者さんが来院したら

Check Point 1 　歯科治療前

- [ ] 糖尿病の種類：1型，2型，その他の糖尿病
- [ ] 発症時期（年齢）と治療内容，投与薬物，主治医の確認
- [ ] 合併症の有無：高血圧症，動脈硬化，心疾患，脂質異常症など
- [ ] 生活習慣：喫煙，飲酒
- [ ] 最近の HbA1c 値

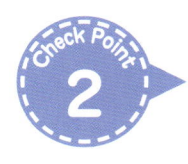

Check Point 2 　歯科治療を開始するにあたり

- [ ] 食事の時間，経口糖尿病薬やインスリン注射の確認
- [ ] 全身状態や体調のチェック，血圧の測定
- [ ] 血糖測定器，ブドウ糖や緊急薬の準備
- [ ] 易感染性，末梢循環障害への配慮

口腔内の特徴

- [ ] 進行した歯周病
- [ ] 口腔乾燥症
- [ ] 平滑舌あるいは黒毛舌，舌苔の付着
- [ ] 口臭

Check Point 3 　歯科治療中

ブラッシング指導時

- [ ] 歯周病と糖尿病についての説明

歯周基本検査時

- [ ] プロービング後の止血確認

スケーリング時

- [ ] 歯肉縁下のスケーリング，SRP に際しては，糖尿病のコントロール状態や合併症に注意し，適切な感染予防と止血確認

まず糖尿病について知りましょう

糖尿病は，インスリン作用の不足によって生じる慢性の高血糖状態をきたす代謝疾患です．健常者では，空腹時血糖値は 110 mg/dL 以下であり，食事をしたあとに血糖値が上昇しても，膵臓からインスリンが分泌されて，2 時間程度で空腹時の値に戻ります．しかし，インスリンの分泌低下やインスリン抵抗性を生じると，血糖値が上昇し，やがて空腹時血糖値が上昇します．糖尿病は，1 型，2 型，その他の型に分類され，日本人では，40 歳以上の約 10％が糖尿病に罹患しているといわれています．

糖尿病の患者さんは，長期間高血糖状態がつづくことで，さまざまな合併症を生じ，ときには狭心症や心筋梗塞など，致死的な血管障害を生じることがあります．また近年，「歯周病は，糖尿病の 6 番目の慢性合併症である」といわれ，歯周病と糖尿病の関係が注目されています．

一方，糖尿病の患者さんは，歯科診療中，低血糖や高血糖による急激な障害を生じる可能性もあります．糖尿病の患者さんの治療に際しては，病態に対する十分な知識と，対応の仕方を理解しておく必要があります．

糖尿病のおもな合併症

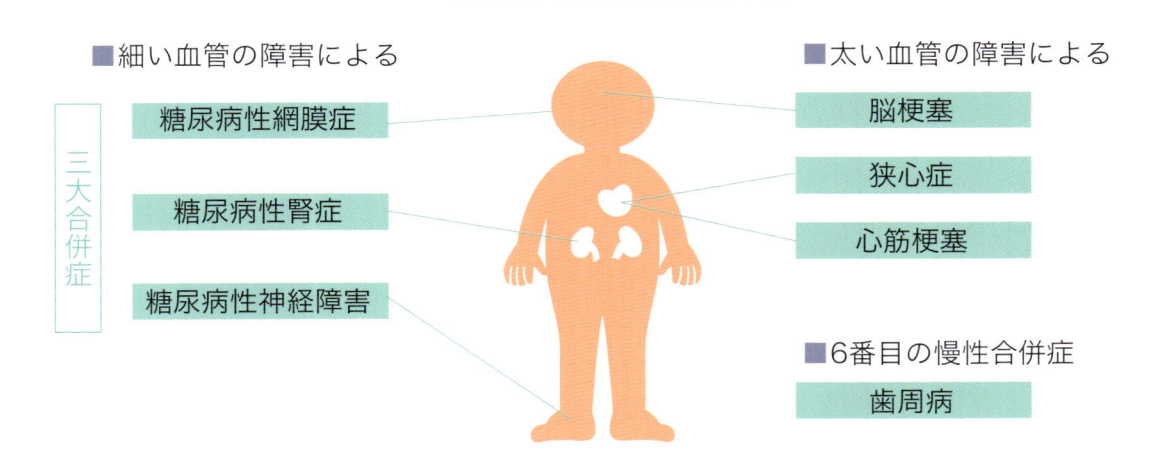

■細い血管の障害による

三大合併症
- 糖尿病性網膜症
- 糖尿病性腎症
- 糖尿病性神経障害

■太い血管の障害による
- 脳梗塞
- 狭心症
- 心筋梗塞

■6番目の慢性合併症
- 歯周病

歯科治療前の評価をしっかり行いましょう

(1) 糖尿病の分類

a 1型糖尿病

膵臓β細胞が自己免疫機序などによって破壊され，インスリンの産生ができなくなり，その欠乏によって発症します．10歳代の思春期に発症することが多く，日本の有病率は1万人に約1人といわれています．

b 2型糖尿病

インスリンの分泌低下や，インスリンの作用が阻害されることによって生じます．糖尿病の患者さんの多くは，この2型で，糖尿病の98％以上を占め，40歳以降に多くみられます．

c その他

特定の原因による糖尿病として遺伝子異常や膵臓疾患，内分泌疾患，肝臓疾患，ステロイド薬などの薬物によって生じます．また，妊娠性糖尿病は，妊娠中に発症した糖代謝異常が原因です．

患者さんがどのタイプの糖尿病かを確認します．

(2) 発症年齢ならびに治療経過の確認

糖尿病のコントロール状態（最近のHbA1c値），治療薬の内容（内服薬，インスリン注射など）を確認します．また，合併症の有無や，その障害の程度などを十分に把握しておくことがきわめて重要です．そのためには，必要に応じて内科主治医との密な連絡が必要であり，主治医の名前，医療機関の連絡先は必ず確認しておきます．

最近，低血糖ショックや高血糖状態を生じたかについて問診し，循環動態*に影響を与える可能性のある喫煙や飲酒などの生活習慣についても確認します．

*循環動態：心臓機能をはじめとした，全身の血液循環の状態をさす．

次の場合に，糖尿病と診断されます

(1) 診断基準

○空腹時血糖値126 mg/dL以上
○75 gブドウ糖負荷試験：2時間値200 mg/dL以上
○随時血糖値200 mg/dL以上
○HbA1c 6.5％以上

上記のいずれかがみられた場合には，「糖尿病型」と判定されます．さらに，別の日に再検査を行い，再び「糖尿病型」が確認されると糖尿病と診断されます．

(2) グリコヘモグロビン（HbA1c）

正常値　4.3〜5.8％

血糖値は，食事の内容や体調によっても変化します．これに対して，グリコヘモグロビンは，赤血球中のヘモグロビンにブドウ糖が結合したものです．この値は，過去1〜2か月の血糖値の平均値とよく相関します．

HbA1cを測定することで血糖のコントロール状態を正確に把握することができます．

糖尿病では，次のような治療が行われます

1型糖尿病は，生涯にわたりインスリン治療が必要です．2型糖尿病は，まず過食や肥満，運動不足など，生活習慣を改善するために食事療法，運動療法を行います．このような食事療法や運動療法で効果が不十分な場合には，インスリンの分泌を刺激する薬，インスリン抵抗性*を改善する薬，ブドウ糖の吸収を遅らせる薬などの投与が必要になります．

*インスリン抵抗性：標的となる細胞でインスリンが効きにくい状態のこと．高血糖を起こす原因となる．

処置中は，次のことに注意しましょう

❗来院時，食事はしたか，あるいは食事をしていないか，食事をした場合には，その時刻，さらに，通常処方されている薬を内服，あるいは注射を行ってきたかどうか，必ず確認します．

低血糖を生じるリスクを考えると，一般に治療は，午前中の早い時間か，昼食後で，午後早い時間が適切と考えられます．血圧を測定し，体調の異常などがないかチェックします．

糖尿病の患者さんの40～60％が，さまざまな病変を合併しているといわれています．現在の合併症の有無や障害の程度などを確認します．また，特に，重症の糖尿病の患者さんの場合には，低血糖を起こしたとき，すぐに対応できるように，血糖測定器やブドウ糖などをチェアサイドに用意します．

(1) 低血糖

血糖値が70 mg/dL以下になると急激な空腹感，生あくびなどの症状が現れます．50 mg/dLになると脱力感，手指のふるえ，冷汗，動悸など，さらに進むと意識レベルの低下，痙攣，昏睡状態になります．治療中，話しかけても反応しないなど，普段と違った異常症状がみられ，低血糖症状を感じたら，ただちに歯科医師に知らせて，ブドウ糖10 mgまたは砂糖10～20 g，あるいはブドウ糖を多く含むジュース，清涼飲料水などを飲ませます．

(2) 高血糖性昏睡

著しい口渇（脱水），全身倦怠感，悪心・嘔吐，下痢，腹痛などの消化器症状を生じます．高血糖状態がひどくなると意識障害，昏睡から死に至ることがあります．

a 1型糖尿病の場合

インスリンの量を減らしたり中止したとき，食事の不摂生，薬を飲まなかったとき，重症感染症に罹患したとき，手術後や下痢・嘔吐によって脱水になったときに生じます．

b 2型糖尿病の場合

特に高齢者は，脱水によって高血糖性昏睡を生じるといわれています．

高血糖が疑われた場合には，ただちに速効型インスリンの注射，電解質の補正が必要となるため，内科担当の医療機関に連絡をとります．

糖尿病の合併症には，次のようなものがあります

糖尿病による高血糖状態が長くつづくと，毛細血管など，血管に障害を生じます．その結果，糖尿病の3大合併症である糖尿病性網膜症，糖尿病性腎症，糖尿病性神経障害をはじめ，高血圧症，脂質異常症から狭心症，心筋梗塞，足の壊疽，感染症，白内障など，さまざまな全身の合併症を生じるので，全身状態を詳細に観察することが重要です．

糖尿病患者さんの口腔内は，次のような特徴があります

(1) 歯周病

歯周病は，糖尿病の6番目の慢性合併症といわれ，糖尿病の患者さんは，免疫力の低下により，さらに重症化します．また，急速に悪化することもあります．

1型糖尿病では，糖尿病関連歯肉炎とよばれる歯肉からの出血が，若年者でみられます．さらに，健常者に比べて1型糖尿病の患者さんは，歯周病の発症が多いとされています．

2型糖尿病では，血糖コントロールが悪いほど歯周病による歯槽骨吸収のリスクが高まるとされています．

(2) 唾液腺の機能不全

糖尿病により唾液腺にさまざまな変化が生じます．特に口腔乾燥症は，多くの患者さんにみられる口腔症状です．そのほか，唾液腺の肥大や唾液腺炎などが生じます．

(3) 感 染 症

糖尿病が十分にコントロールされていないと，さまざまな組織に感染を生じやすくなります．口腔粘膜ではカンジダ症が生じたり，歯周病の急性化や膿瘍の形成，また，歯性炎症が重症化することが多くみられます．

(4) 粘膜の変化

口腔乾燥に伴って粘膜の萎縮性変化がみられます．舌乳頭が萎縮して平滑舌がみられたり，逆に，毛舌や多量の舌苔の付着などがみられます．

(5) 口　　臭

進行した歯周病や口腔乾燥，舌苔の付着などにより口臭が強くなります．

歯科治療中は，次のことに注意しましょう

(1) ブラッシング指導時

糖尿病と歯周病の関係について十分な説明が必要です．

(2) 糖尿病と歯周病

歯周病に関係する全身疾患として，最近の研究から糖尿病，心臓血管疾患，肥満，肺炎，早産，低体重児出産，骨粗しょう症などがあげられています．なかでも，歯周病と糖尿病の関係は最も注目されています．

ただし，健常者と糖尿病の患者さんでは，歯周病原細菌の検出率に差異はみられません．

a 糖尿病の患者さんの歯周病が悪化する理由

○高血糖による脱水傾向のため口腔が乾燥し，唾液の働きが悪くなる．
○血糖値が高いと歯肉浸出液中の糖分も高くなり，歯周ポケット内の歯周病原細菌が繁殖しやすくなる．
○高血糖がつづくと白血球の遊走能，貪食能，殺菌能などの機能が低下する．
○過剰な血中ブドウ糖とタンパク質が結合した糖化最終産物が，I型コラーゲンやラミニンなどの歯周組織で重要な分子の機能を変化させる．

b 歯周病治療と血糖コントロールの改善

糖尿病の患者さんに歯周病の治療や管理を適切に行ったところ，血糖のコントロールが改善したという報告があり，歯周病と糖尿病の密接な関係が示されています．歯周病があると常に慢性の炎症状態が存在し，さまざまな炎症性サイトカインが産生されます．これらのサイトカインが肝臓，骨格筋，脂肪組織の細胞膜に存在するインスリンレセプターをブロックすることで，細胞が糖を取り込みにくくなると考えられています．

このことから，歯周病を治療すると炎症性サイトカインが減少し，その結果，インスリン抵抗性が改善し，さらには，糖尿病の状態も改善すると考えられます．このような理由で，糖尿病に対する歯周病治療の効果が重要視されています．

(3) 歯周基本検査時

プロービングでは，不用意に歯肉を傷害しないように注意します．糖尿病の患者さんは，生体防御機構が低下しており，組織障害後の治癒も遅く，感染を生じやすくなります．出血を生じた場合には，圧迫などにより止血していることを確認します．

日本歯周病学会のガイドラインによると，歯周病治療で行うSRPのみならず，プロービングを用いた歯周組織検査やブラッシング指導によっても菌血症が生じるものの，糖尿病の患者さんと健常者とを比べて，口腔由来の菌血症の発生頻度，程度が増すという報告はありません．糖尿病の患者さんでも歯周病の程度を正確に診断し，歯周組織の炎症を軽減することが重要です．

(4) スケーリング時

歯肉縁上のスケーリングは，通常どおり行います．極端に血糖コントロールが悪い場合には，細菌性心内膜炎などの合併症に留意する必要がありますが，2型糖尿病の患者さんを対象とした横断研究[*1]では，細菌性心内膜炎の原因として尿路感染以外は，非糖尿病の患者さんと

菌血症の患者さんとを比べて有意差がなく，予後についても差がないことが報告されています．

アメリカ歯科医師会の報告では，歯周治療に際し1型糖尿病の患者さんに対する菌血症予防を目的とした抗菌薬の使用については，必須とはしていません．しかし，特にコントロール不良と思われる糖尿病の患者さんに歯肉縁下のSRPを行うときは，必要により内科担当の医師の判断を仰ぐとともに，歯肉の状態も考慮したうえで，細菌性心内膜炎の予防のための適切な感染予防が必要になります．

歯科衛生士が行う歯面清掃やスケーリングは，口腔内を清潔に保つために必要な処置で，糖尿病の程度にかかわらず重要な予防処置です．糖尿病の患者さんに歯周基本治療を行うと，少なくとも1年以内なら健常人と同様の効果が期待できることが，日本歯周病学会のガイドラインにも記載されています．したがって，糖尿病の患者さんに対しても積極的な歯周基本治療が推奨されています．

一方，歯周外科を行う場合には，HbA1c 7％未満での手術が推奨されています．9％以上のコントロール不良の患者さんに対して歯周外科を行っても，良好な予後は期待できないといわれており，糖尿病で血糖コントロールが不良の患者さんでは，歯周外科の適応であっても，歯周基本治療を行いながら，内科主治医のもとで血糖コントロールを行い，HbA1cが7％前後になってから外科治療を行うかどうか判断します．また，糖尿病の患者さんで良好にサポーティブペリオドンタルセラピー（SPT：歯周サポート治療）[*2]が行えるHbA1cの値は，日本人では6.5％未満が有効とされています．

[*1] 横断研究：ある一定期間内の，ある集団の罹患率や有病率を調査する方法
[*2] SPT：歯周病菌やむし歯菌などの口腔内細菌を減らすことを目的に行う，歯や歯肉のクリーニング

■ 薬物投与では，次のことに注意しましょう

インスリン注射を行っている場合には，アスピリンなどの消炎鎮痛薬，痛風治療薬，ワルファリン，抗不整脈薬，降圧薬，キノロン系・テトラサイクリン系・クラリスロマイシンなどの抗菌薬の使用によって血糖降下作用が増強されることが報告されています．

参考文献
1) 高杉嘉弘：歯科診療で知っておきたい全身疾患の知識と対応，学建書院，2013
2) 特定非営利活動法人日本歯周病学会：糖尿病患者に対する歯周治療ガイドライン，2008
3) 第22回日本歯科医学会総会記念誌編集委員会：口腔と全身の健康，医歯薬出版，2012
4) 特集 糖尿病患者の口腔の健康管理：月刊糖尿病 6，医学出版，2014

症例 1

43歳, 男性

主 訴
下の歯がグラグラする.

現病歴
数日前から歯の動揺を自覚したため通院中の内分泌科の主治医に相談し, 当科に紹介されました.

既往歴
6年前, 脳梗塞のため当院神経内科に入院した際に, はじめて血糖値が高値であることを指摘され (HbA1c 6.0%), 2型糖尿病と診断されました. 食事療法を指示されましたが, 大量の飲酒をつづけ, 血糖値が上昇し (HbA1c 8.8%), 翌年5月より経口血糖降下薬 (ダオニール®) の内服を開始しました. その後も血糖値コントロールは不良で, 内服を増量しましたが, 血糖値コントロールの増悪傾向がみられたため, 昨年3月, インスリン導入となりました. ノボラピッド注® N0/0/0/4を継続しましたが, 血糖値コントロールは不良でした.
HbA1c 9.0%
・アルコール依存症で神経内科にて経過観察中 (30歳)
・脳梗塞, 脂質異常症 (38歳)

生活習慣
喫煙:20本/日 (18〜41歳)
飲酒:ビール (350 mL) 6〜7本/日

内服薬:商品名
リピトール (脂質)
ラックビー (腸)
酸化マグネシウム (潰瘍, 下痢)
セルシン (不安・睡)
アルサルミン (潰瘍)
※アレルギー
リポバス (脂質):皮疹

全身所見
中肉中背, 特記事項なし

口腔内所見
残根も含め多数のう蝕がみられました. また, 口腔清掃状態は不良で, 歯肉炎が全顎にみられ, 右下61, 左下12は, 歯根が露出していました (図8-1, 2).

歯周基本検査の結果
右上63, 右下6, 左下1に6 mmのポケットがみられ, 全顎的に歯周炎が進んでいました. 下顎前歯部は, 動揺度2度でした (図8-4).

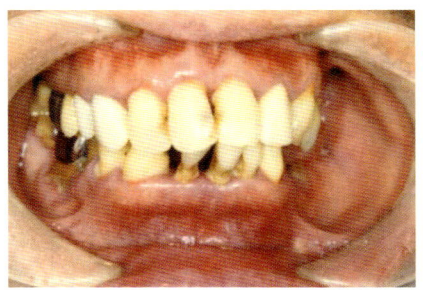

図8-1 歯磨き指導前口腔内写真

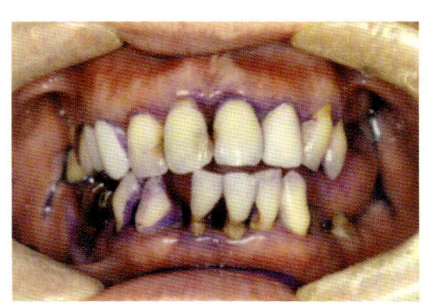

図8-2 プラーク染色

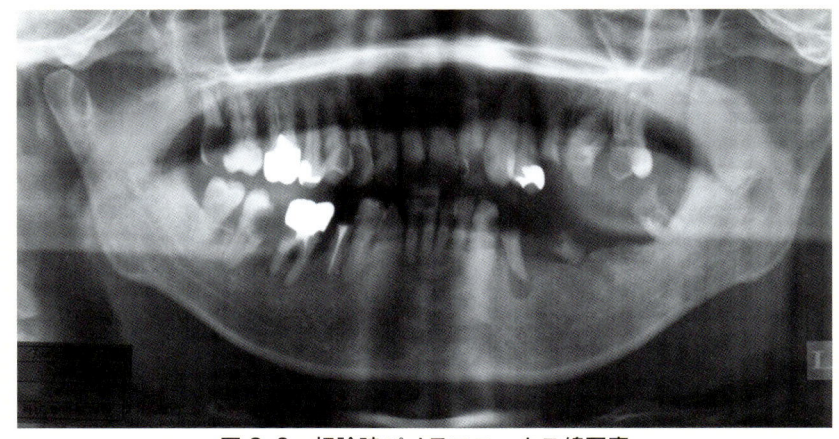

図8-3 初診時パノラマエックス線写真
全顎的に歯槽骨が吸収しており, 進行したう蝕も多数みられ, 左下4は残根状態で, 根尖病巣がみられました.

治療の開始

口腔内診査の結果，右上8，右下75，左下468は抜歯の適応と判断しました．しかし，HbA1c高値のため，入院し，血糖コントロールができてから抜歯を行うことにしました．入院までの期間は，口腔衛生状態の改善に努め，感染の心配のない根管治療，う蝕の充填処置，歯肉縁上のスケーリングを行いました．スケーリングにより歯肉を傷害しないように注意しました．

糖尿病と歯周病の関係について詳しく説明し，プラークコントロールの重要性を認識してもらいました．セルフケアでは，バス法を用いてポケットを意識したブラッシングを指導し，歯肉に傷をつけないように注意して磨くように説明しました．また，歯間ブラシを併用し，可能なかぎり清掃するように指導しました．

診療時間に注意すると同時に歯科治療時には血糖値が変動することがあるため，血糖値測定器やブドウ糖をそばに置いて処置を行いました．

入院し，インスリン療法を行い，血糖コントロールができたと主治医からの連絡をうけ，抜歯および歯周治療を行いました．

内科の主治医と相談し，抗菌薬を前投与し，歯肉縁下のスケーリングを行い，右上8，右下75，左下468の6本を抜歯しました．

抜歯前日の血糖値（mg/dL）
 8時　 67
12時　 92
18時　105
21時　 71

インスリン療法は，ノボラピッド®，ノボリン®を使用しました．

抜歯時，抗菌薬（セフゾン®）を前投与しました．

また，右上321，右下1，左上1，左下123については，歯肉の状態の改善が不十分なため抗菌薬を投与し，SRPを行いました．

〈低血糖の対処〉

外科的処置中は，低血糖の症状が出やすいため，患者さんの様子をよく観察することが大切です．

低血糖症状として，発汗，不安，動悸，あくび，めまい，手指の震えなどがあげられます．このような症状が出現したときは，ブドウ糖が必要です．必要な薬物をすぐに使用できるように用意して，処置を行いました．

25日間の入院中に6本の抜歯とSRPを行いました．

入院して全顎的に処置し，経過良好にて退院となりました．

糖尿病と歯周病の関連から，退院後も定期的に経過観察を行っています．

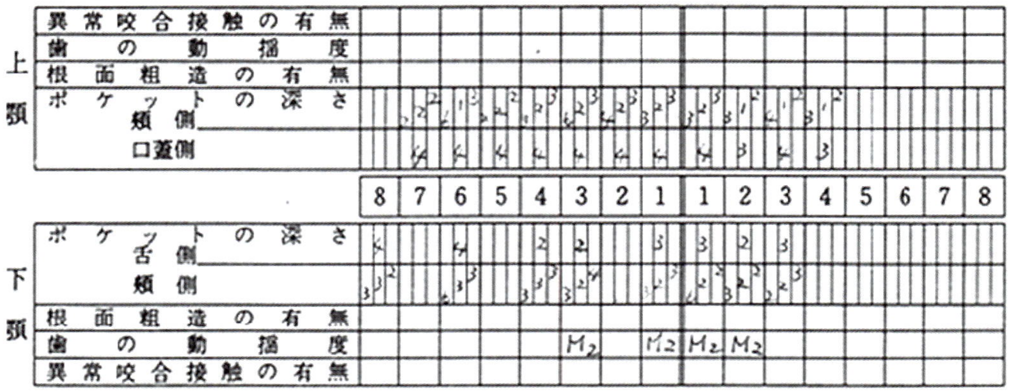

図8-4　初診時歯周基本検査

症例 2
55歳, 女性

主訴
前歯が揺れて痛い.

現病歴
2～3年前から上顎前歯部のブリッジの動揺を自覚. 最近になり痛みが生じたため, 担当の透析医に相談し, 当科を紹介され, 受診しました.

既往歴
- 著明な肥満（25歳）
  3年前, 体重145kgから96.5kgまで減量
- 左足良性腫瘍切除（32歳）
  高血糖を指摘されたが放置
- 食欲不振, 安静時呼吸困難（37歳）
  近医を受診し, 2型糖尿病, 慢性心不全と診断され, 薬の内服を開始しました. その後, 血糖コントロールの不良と心不全のため入退院を繰り返していました.
- インスリン療法の導入（42歳）
  腎症4期：BUN　36 mg/dL
  　　　　　Cr　3.08 mg/dL
  　　　　　Ccr　18.7 mL/min
  　　　　　尿蛋白　13.8 g/日
- 透析導入（43歳～, 火木土）
- 不正出血で婦人科を受診し, 経過観察していましたが, 翌年, 生検の結果, 子宮類内膜腺がんと診断され, 手術を受けました（51歳）.
  その際, 血糖コントロールの目的で入院
  HbA1c 5～6％で維持していましたが, 手術前は8％台で, コントロール不良でした.
- HbA1c 6.6％で維持（55歳）
  腰椎すべり症, 椎間板ヘルニア（20歳ころ）にて, 移動は電動車イス, 室内はつたい歩き
- 気管支喘息（最終発作8年前）

使用薬物：商品名
透析医より
　アロシトール（痛風）
　レグパラ（骨・Ca, 腎）
　シグマート（狭心）
　ミヤBM（腸）
　メチコバール（ビタ）
　アローゼン（下剤）
　ホスレノール（腎）
　キネダック（糖尿）
　キックリン（腎）
　デパス（不安・睡）
　ロヒプノール（不安・睡）
　プルゼニド（下剤）
　シングレア（抗アレ）
　パナルジン（抗血栓, 脳卒・認）
　ガスター（潰瘍）
　リズミック（心不全）
　ドプス（パーキ）
　ロキソニン（非ステ）
　ムコスタ（潰瘍）
　芍薬甘草湯（漢方）
　フランドルテープ（狭心）
　マグラックス（潰瘍, 下痢）
　モーラステープ（非ステ）
内分泌科より
　ノボラピッド（糖尿）
　レスタミン（抗アレ）
　ヒルドイドソフト軟膏（皮膚）
　トレシーバ注フレックスタッチ
　　　　　　　　　　　（糖尿）
※アレルギー
　セファメジンα（抗菌）：皮膚掻痒感
　PL配合顆粒（非ステ）：薬疹

全身所見
身長 155 cm
体重 90 kg
高度肥満
ゆっくりなら自力で立てますが, 移動は電動車いすを使用しています.

生活習慣
喫煙歴：14歳ころから49歳ころまで1箱強/日. その後, 内科医に禁煙を指示されています.
飲酒習慣：なし.

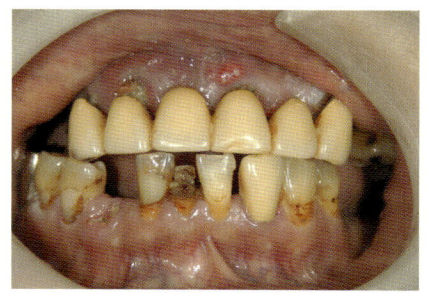

図 8-5　初診時口腔内写真

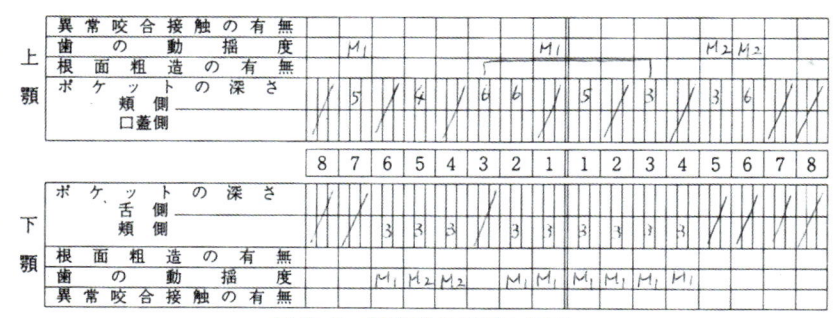

図 8-6　初診時歯周基本検査

口腔内所見

う蝕度C4の歯が多数みられました．上顎前歯部のブリッジがはずれそうになり動揺していました．そのほかにも動揺度2の歯が多数ありました（図8-5）．

歯周基本検査の結果

上顎では，歯周ポケットが5～6mmあり，前歯部の歯肉には瘻孔がみられました（図8-6）．

治療の開始

口腔内診査の結果，抜去適応と診断された歯が多数ありました．補綴は，かかりつけ歯科で行うことにし，かかりつけ歯科に連絡し，抜歯する部位を確認しました．さらに，透析医，内科医に対して全身状態の評価ならびに抜歯の可否について問い合わせを行うことになりました．抜歯までのあいだ，口腔内の状態を改善する目的で口腔ケアを行うことになりました．

これまで歯磨き習慣は，1回/日，2～3分でした．腰の疾患があり，立っているのがむずかしいため，1日1回になってしまうとのことでした．しかし，歯肉を強くしなければと思い，出血しても強く磨いていました．

口腔内は乾燥が強く，口腔粘膜の萎縮性変化が顕著でした．

歯周病と糖尿病の関係を説明し，安全に抜歯できるように，特に抜歯までは，きちんと3回磨くように説明しました．具体的には，バス法にて1か所20回くらいずつ丁寧に磨くように指導しました．

また，歯間部に食渣が付着していたため，歯間ブラシの併用を勧めました．

歯周ポケットの測定時は，感染と出血のリスクがあるため，十分に気をつけて行いました．

再来時，「立てないので，洗面所ではなくテーブルに座って磨いてます．歯間ブラシを使うと汚れがとれて楽しいです」との話でした．1日3回磨いているとのことでした．

この日の予約は，他科診察後の14時でしたが，午前中から院内にいたので，まず，食事をすませているかを確認しました．前回は，昼時になってしまい，昼食を先にとっていただいた経緯があります．低血糖を起こさないためには，食事の確認は大切です．

透析を行っているため，普段の透析時は，あめを3個用意し，低血糖時はそれをなめると大丈夫とのことでした．

治療を開始するにあたって，全身状態や体調の確認を顔色や動作，あるいはちょっとした会話をとおして行うことも大事なポイントです．

院内で食事をすませてきたので，食渣が付着している部位がありましたが，全体的には歯肉の炎症が改善してきていました．上顎前歯部にあった瘻孔は消失していました．

前回はずれそうになっていたブリッジを暫間的に固定したので安定し，食事もとりやすいとのことでした．

ブラッシング状態の確認と，歯肉縁上のスケーリングを行いました．歯間ブラシを楽しく使うことができ，モチベーションがあがっているようでした．

透析医，内科医から対診の結果，抜歯は可能との返信をいただきました．しかし，抜歯の決心がつかず，治療が進まない状況です．抜歯まで口腔ケアをつづけ，現在の口腔内の環境をさらに改善し，患者さん自身で行う口腔ケアの確立を進めていく予定です．

本症例は，現時点では，糖尿病のコントロールはほぼ安定していますが，糖尿病とそれに伴う慢性心不全，さらに，慢性腎不全による透析の導入と全身状態，特に，循環動態に対する配慮が重要と考えられました．

血糖値ならびに血圧の変動などに細心の注意をはらいながら，経過をみていく予定です．

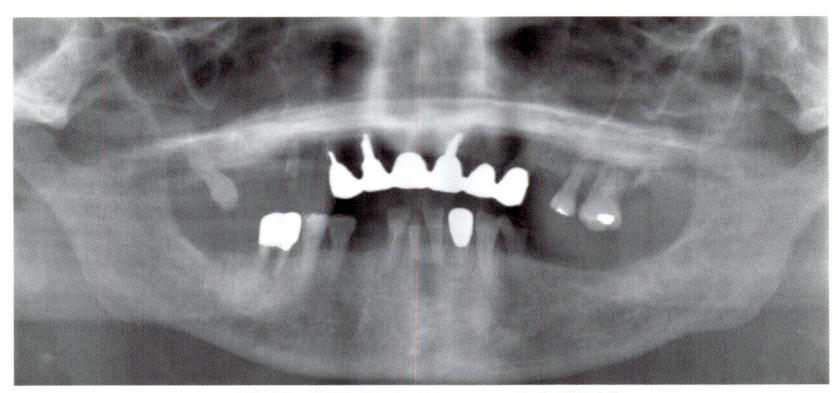

図8-7 初診時パノラマエックス線写真
水平性の歯槽骨の吸収像が全顎的にみられました．

症例 3
38歳, 男性

主　訴
右側の頬が腫れている.

現病歴
当院眼科に, 糖尿病性網膜症の手術前の血糖コントロールならびに抗血栓療法に対するヘパリン化のために入院中です. 5日前から右側上顎臼歯部歯肉に腫脹を生じ, 翌日からセフゾン®200 mgを服用しているものの, 症状が改善しないため当科紹介となりました.

既往歴
・うっ血性心不全（38歳）
・狭心症（半年前, ステント留置）
・高血圧症（27歳～）
・2型糖尿病（30歳～）
　HbA1c 7.5%（半年前 10.9%）
・糖尿病性網膜症（手術予定）
・脂質異常症
・高尿酸血症

家族歴
母親：糖尿病, 高血圧
父親：脳血管障害

生活習慣
喫煙歴：4本/日（18歳～）
飲酒習慣：なし

内服薬：商品名
ラシックス（降圧, 利尿）
アロシトール（痛風）
バイアスピリン（抗血栓, 脳卒・認）
タケプロン（潰瘍）
プラビックス（抗血栓, 脳卒・認）
アムロジン（降圧, 狭心）
オルメテック（降圧）
アーチスト（降圧, 心不全）
トラゼンタ（糖尿）
アマリール（糖尿）
クレストール（脂質）

全身所見
中肉中背. 右側頬部の腫脹がみられ, 顔貌は左右非対称でした.

口腔内所見
右側上顎臼歯部歯槽部にび漫性腫脹がありましたが, 波動は触知しませんでした. 左上顎臼歯部頬側から咬合面にかけて歯石が多量に付着していました（図8-8）. 下顎前歯部の歯間乳頭および, 辺縁歯肉の腫脹は発赤が著明でした.
残根5歯, う蝕多数

歯周基本検査の結果
歯周ポケット測定では, 左上67, 下顎11部5～6 mmと深くなっており, ほかも3～4 mmでした（図8-10）.

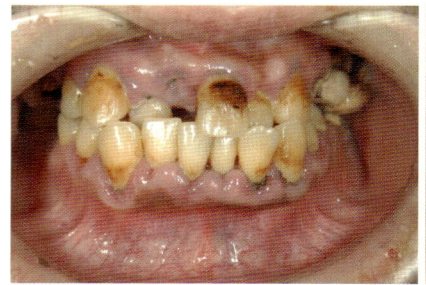

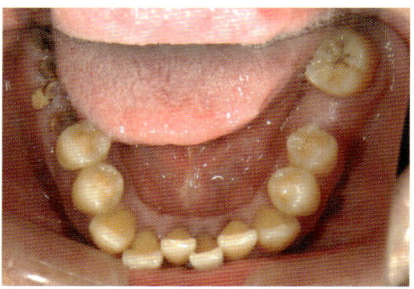

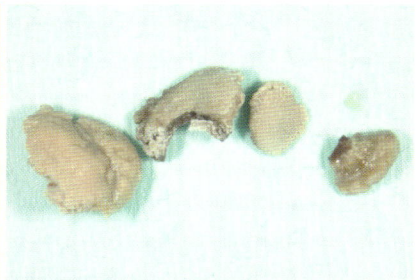

図8-8　口腔ケア開始時の口腔内写真と左側臼歯部についていた歯石

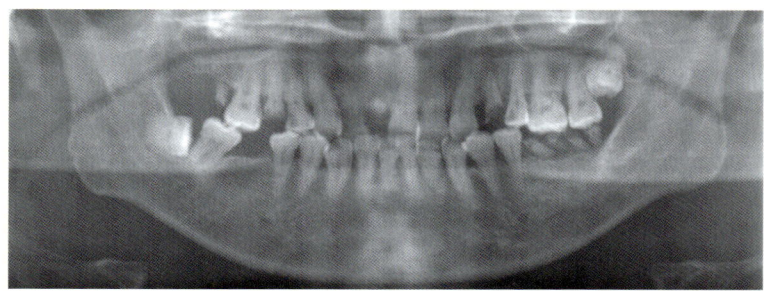

図8-9　初診時パノラマエックス線写真
中等度の水平的歯槽骨吸収像が全顎的にみられました.

治療の開始

初診時より抗菌薬の点滴による消炎を開始しました．翌日，波動を触知したため切開排膿処置を行いました．その後も抗菌薬の点滴を3日間継続し，消炎を確認して，血糖値152 mg/dLで眼科の手術を行いました．その後，歯周病の治療および口腔内の管理を，当科で継続して行うことになりました．

まず，ブラッシング指導から開始しました．これまでは，歯磨きは，1日1回するかしない程度でした．歯周病と糖尿病の関係を詳しく説明し，歯磨きの必要性，重要性について話しました．その後，バス法で，歯列不正部位は，たて磨きをするように具体的に指導しました．力の入れすぎに気をつけて，特に夜は，重点的に磨くように説明しました．また，なるべく鏡を使用して，確認しながらブラッシングするように指導しました．

次いで，超音波スケーラーで歯肉縁上の歯石除去を行いました．

再来時は，他科受診後の診察でしたが，院内の滞在時間が長くなり，疲れて体調不良のため，話しと口腔の確認だけで帰宅されました．歯磨きは頑張っているとのことで，歯肉の炎症は改善していました．

次の再来時，体調はまずまずとのことで，全身状態や食事のことなどを確認したうえで口腔内をチェックしようとすると，チェアーを水平位にすると胸が苦しいとの訴えがあり，60度くらいのポジションで行いました．

口腔清掃は，「よくやってます．仕事で昼食時はできないけど，その分，夜はしっかり磨いてるよ」とのことで，初診時よりはきれいにできていました．しかし，左右下顎臼歯部の舌側，左上67の頬側にプラークが付着していたので，実際に歯ブラシを使用して，当て方の確認を行い，歯間ブラシも使用するように指導しました．歯肉の腫脹が改善したため見えてきた歯肉縁下の歯石を，超音波スケーラーで，歯肉を傷つけないように注意しながら除去しました．

HbA1c 6.5％で，血糖値はほぼコントロールされています．

次回から抜歯を行う予定です．内科の主治医と連携し，現在の体調と抜歯の可否を尋ね，確認しました．抜歯後の感染予防には，抗菌薬のサワシリン® 250 mgを，当日の朝から内服してもらい，抜歯時，先にSRPを行う予定を立てました（図8-11）．予約時間は，血糖や抗菌薬の血中濃度を考慮し，9時にしました．

診察前，まず体調と食事の時間を確認しました．血圧125/74 mmHg，心拍数79回/分，体温36.7℃で，体調に問題はありませんでした．

チェアーを水平位にすると苦しい感じがするとのことで，斜めくらいにして欲しいとのことでした．60度くらいのポジションにし，SPO_2を測定しながら処置を行いました．SPO_2の値は97～98％で推移していました．2回目の歯周検査後，SRP予定の歯に対して浸潤麻酔後に処置を行いました．常に，痛みはないか，苦しくないか声をかけながら，様子をうかがいながら行いました．特に変わった様子はなく，SRPを終了しました．つづけて残根抜歯を行い，止血を確認し，本日の処置を完了しました．抗菌薬は継続して服用してもらいました．

次回から，順次，抜歯と合わせてSRPを行う予定です．

本症例は，糖尿病をはじめ，うっ血性心不全，狭心症，高血圧症，脂質異常症，痛風など，さまざまな合併症を有していました．しばしば体調を崩すこともあり，来院時は，全身状態の評価に十分な注意を要しました．

今後も口腔内の管理を継続し，全身状態を十分に考慮しながら，抜歯など観血的処置を予定しています．抜歯の際は，抗菌薬の前投与が必要な患者さんのため，そのタイミングに合わせて必要な部位のSRPなどの処置を行う方針です．

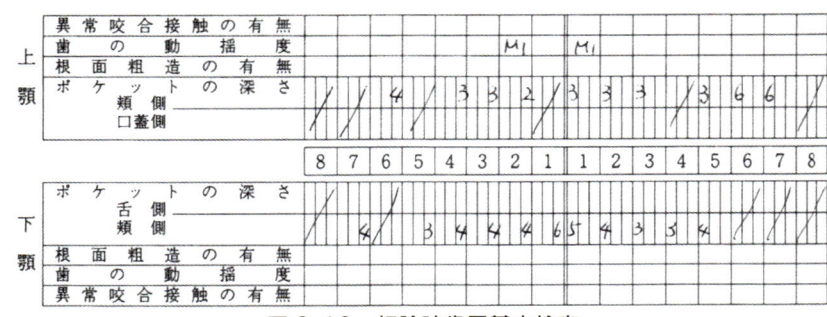

図8-10　初診時歯周基本検査

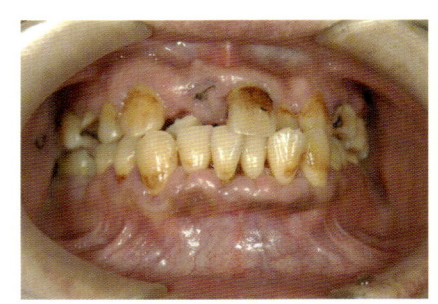

図8-11　SRP前口腔内写真

9 心疾患の患者さんが来院したら

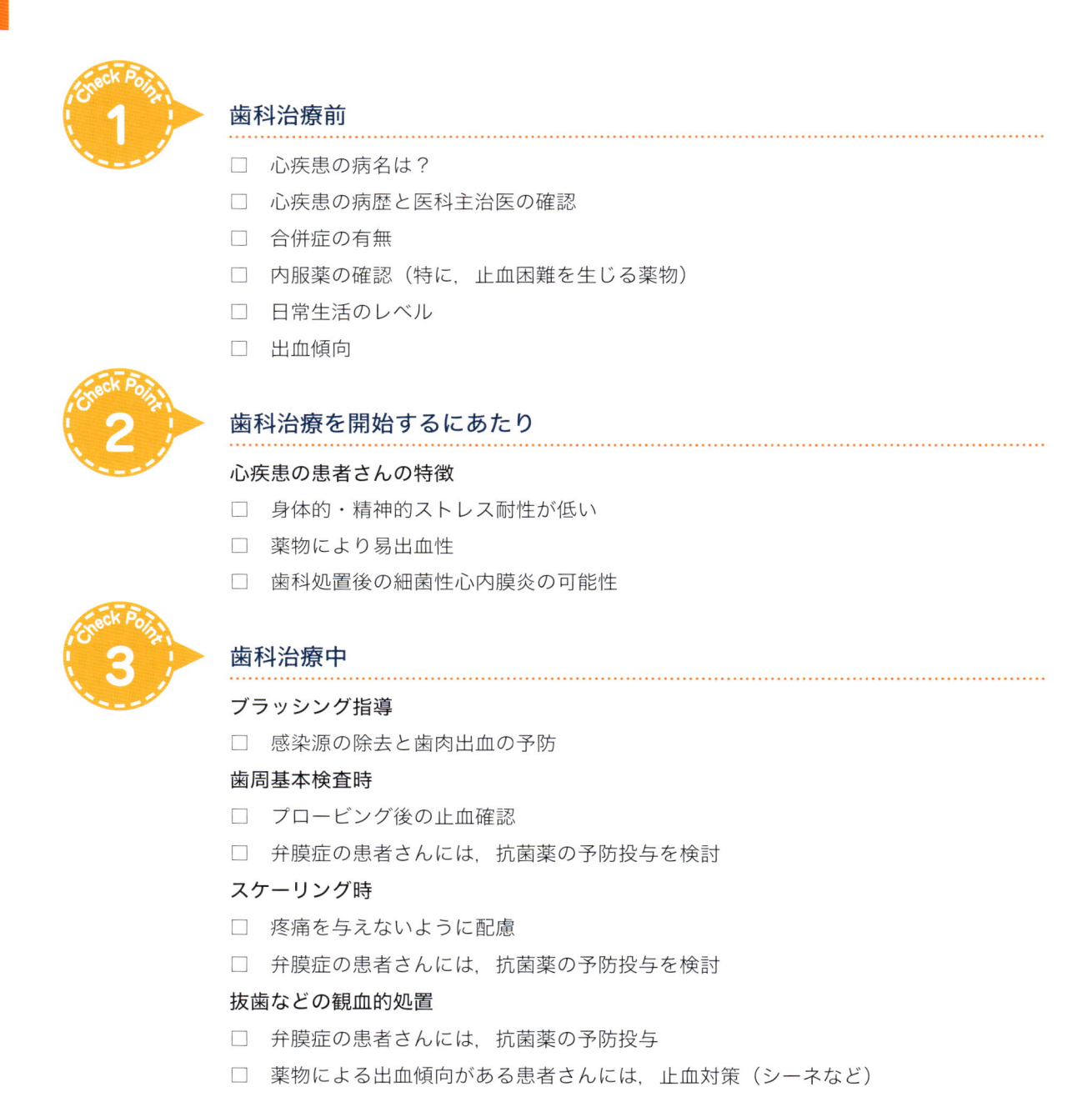

Check Point 1 歯科治療前

- ☐ 心疾患の病名は？
- ☐ 心疾患の病歴と医科主治医の確認
- ☐ 合併症の有無
- ☐ 内服薬の確認（特に，止血困難を生じる薬物）
- ☐ 日常生活のレベル
- ☐ 出血傾向

Check Point 2 歯科治療を開始するにあたり

心疾患の患者さんの特徴
- ☐ 身体的・精神的ストレス耐性が低い
- ☐ 薬物により易出血性
- ☐ 歯科処置後の細菌性心内膜炎の可能性

Check Point 3 歯科治療中

ブラッシング指導
- ☐ 感染源の除去と歯肉出血の予防

歯周基本検査時
- ☐ プロービング後の止血確認
- ☐ 弁膜症の患者さんには，抗菌薬の予防投与を検討

スケーリング時
- ☐ 疼痛を与えないように配慮
- ☐ 弁膜症の患者さんには，抗菌薬の予防投与を検討

抜歯などの観血的処置
- ☐ 弁膜症の患者さんには，抗菌薬の予防投与
- ☐ 薬物による出血傾向がある患者さんには，止血対策（シーネなど）

まず心疾患について知りましょう

心疾患とは，虚血性心疾患，心臓弁膜症，先天性心疾患，不整脈などの総称です．心臓のポンプ機能が低下した状態を，心不全といいます．心不全は，上記の心疾患により生じますが，おもな症状は，呼吸困難や四肢の浮腫です．

虚血性心疾患は，心筋梗塞と狭心症に分類されます．心筋梗塞発症の6か月以内（最低1か月）は，原則的に，ストレスのかかる歯科処置は禁忌とされています．狭心症の患者さんのうち，不安定狭心症の場合は，原則，歯科治療は禁忌ですが，歯痛などが強く，ストレスになるときは，内科主治医と連携のもと歯科治療を進める必要があります．

心臓弁膜症*や先天性心内膜炎の患者さんは，歯科治療に伴う細菌性心内膜炎のリスクがあり，抗菌薬の予防投与が必要です．

不整脈はさまざまなタイプがあり，心室細動などの致死的な不整脈から，治療の必要のないものまで存在します．心房細動は，脳梗塞の原因となる不整脈で，抗凝固療法や抗血小板療法が行われます．

*心臓弁膜症：大動脈弁，僧帽弁，肺動脈弁，三尖弁の異常や弁支持組織の異常で，弁狭窄や弁閉鎖不全を生じる．

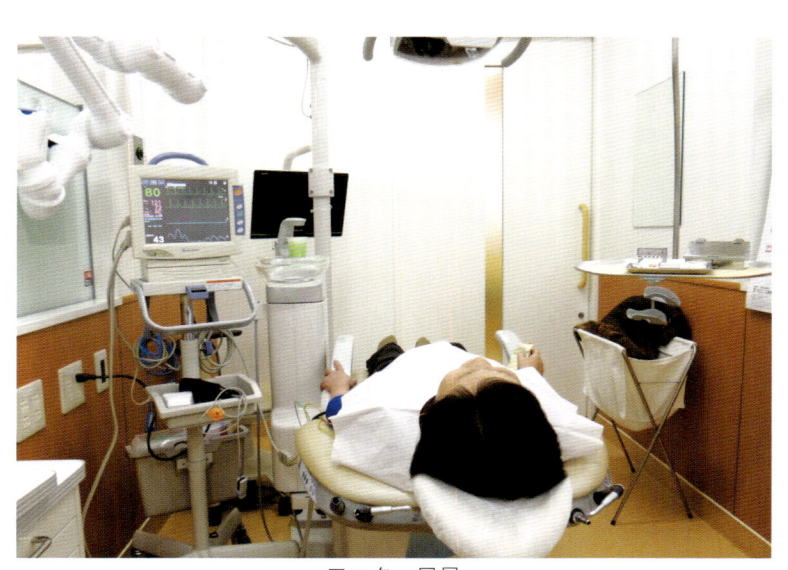

モニター風景

歯科治療前の評価をしっかり行いましょう

(1) 心機能

心疾患の患者さんは，心機能の評価が重要です．簡易な評価法として，NYHA 心機能分類があります．

階段をのぼっても呼吸苦や動悸の生じないクラスⅠ度は，歯科処置が可能とされており，それ以上のクラスの患者さんは，内科主治医の指示に従って歯科処置を進めることが重要です．

(2) 合併症

高血圧症や糖尿病などの合併症が考えられます．

(3) 細菌性心内膜炎

心臓弁膜症や先天性心疾患の患者さんは，歯科での観血的処置が契機になり細菌性心内膜炎を生じることがあります．抜歯や出血を伴う歯周検査や SRP を行う際は，抗菌薬の投与を検討します．

○抗菌薬投与の具体例

サワシリン® 2,000 mg を，処置 1 時間前に経口投与
ペニシリンアレルギーのとき：
　　ダラシン® 600 mg を，処置 1 時間前に経口投与

(4) 抗凝固療法，抗血小板療法

ワルファリンなどの抗凝固薬や，アスピリンなどの抗血小板薬による止血困難が予測されます．特に，ワルファリンによる PT-INR 値を確認しましょう．

(5) 心臓ペースメーカー，植え込み型除細動器（ICD）

❗電気メスや超音波スケーラーは，原則禁忌です．バイポーラ（電気メス）は問題なく，止血に使用できます．

歯科治療中は，次のことに注意しましょう

○身体的・精神的ストレスを与えないように配慮します．
○心不全や不整脈の患者さんでは，術中にモニタリングを行います．
○処置は，なるべく短時間で行うようにします．
○楽な体位があれば，その姿勢で処置を行います．
○狭心症の患者さんの胸痛発作時は，ニトログリセリンを使用します．
○易出血の患者さんは，初回スケーリングは，歯肉縁上のみで行います．

○スケーリングの際の出血について
・オキシドール綿球とボスミン綿球で出血点を圧迫
・深い歯肉からの出血には，ポケットに酸化セルロースなどを挿入
・必要があれば，最小限のバイポーラを使用
・再出血の可能性があるときは，止血シーネの作成とサージカルパックなどにより出血歯肉を閉鎖

心疾患の患者さんの口腔内は，次のような特徴があります

虚血性心疾患の患者さんは，糖尿病など生活習慣病や喫煙習慣をもつことが多く，口腔内衛生状態の低下や，進行した歯周病が多くみられます．

さらに，心疾患のある患者さんは，一般歯科医院での歯科治療は困難であると誤った認識をもっていることがあり，歯科通院が途絶え，歯科疾患が重症化していることがあります．薬物による誘発や酸素投与による口腔乾燥がみられることもあります．

処置中は，次のことに注意しましょう

(1) ブラッシング指導

重症の心疾患の患者さんは，自立したブラッシングが困難であり，看護師や家族，介護士などのブラッシング指導も必要です．出血は，最小限になるようにつとめ，止血困難な際には，前述した止血方法を行い，心内膜炎のリスクがある患者さんでは，抗菌薬の前投与を検討します．

(2) 歯周基本検査

不用意に出血させないように注意します．心内膜炎のリスクがある患者さんには，抗菌薬の投与が必要です．

(3) スケーリング

抗凝固薬や抗血小板薬を服用している患者さんの場合には，初回のスケーリングは，歯肉縁上のみ行います．歯肉の炎症改善後，歯肉縁下歯石を除去しますが，必要に応じて，前もって止血シーネの作成を行います．また，心内膜炎のリスクのある患者さんは，抗菌薬の予防投与が必要です．

(4) もし患者さんが急変したら

応援を要請すると同時に，呼吸や循環の確認を行います．意識があり，呼吸および循環が保たれていれば，酸素投与のうえ，楽な姿勢をとらせます．モニター監視を行い，重篤な不整脈の出現や呼吸状態を確認し，応援を待つか移送するか考えます（20章参照）．

薬物投与では，次のことに注意しましょう

麻酔薬や抗菌薬，鎮痛薬などは，通常量の使用であれば制限はありませんが，腎不全などの合併症があるときは，配慮が必要です．

症例 1
71歳，女性

主訴
口腔内精査

現病歴
- 大動脈弁置換術，上行大動脈人工血管置換術を予定
- 心内膜炎予防のための口腔内精査にて心臓外科から紹介
- 透析時に胸痛があり，数か月のうちに徐々に症状が進行し，急性心筋梗塞が疑われ，緊急入院となりました．急性心筋梗塞は否定されましたが，大動脈弁閉鎖不全症があり，手術の適応と診断されました．術前の口腔内精査を目的に，心臓外科から紹介されました．
糖尿病は，透析後に発症し，コントロールは良好でした．

既往歴
- 高血圧（44歳）
- 慢性腎炎（61歳）
- 糖尿病（68歳）
- 脊柱管狭窄症（66歳）
- うつ病（42歳）
- 透析中（67歳～）

内服薬：商品名
入院前
　タケプロン（潰瘍）
　リピトール（脂質）
　カルデナリン（降圧）
　ロゼレム（不安・睡）
　レンドルミン（不安・睡）
　マグミット（下剤）
　ザイロリック（痛風）
　ラシックス（降圧，利尿）
　コバシル（降圧）
　カルデナリン（降圧）
　アダラート（降圧，狭心）
　カリエードプラス（腎）
　アーチスト（降圧，心不全）
　ホスレノール（腎）
　レメロン（抗精神）
　オルメテック（降圧）
術後
　血圧 170～200 mmHg
　コントロール不良の高血圧のため
内服薬変更
　アバプロ
　アーチスト（増量）
　アダラート（増量）
　カルデナリン

全身所見
ADLは自立していますが，立ち上がるときや移動などは，一部介助が必要です．しばしば血圧の上昇や，透析中に胸痛がみられます．

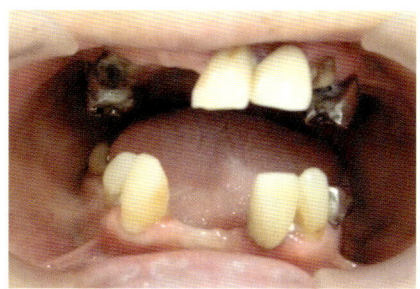

図 9-1　初診時口腔内写真

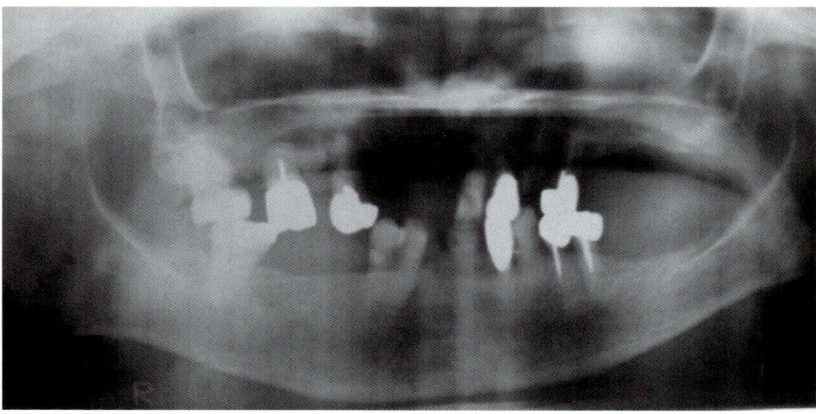

図 9-2　初診時パノラマエックス線写真

口腔内所見

右上7543, 左上1234, 右下743, 左下2345が残存しており, 義歯を使用しています. 口腔内の環境はとても悪く, 残存歯にプラークの付着がみられました. 特に, 右上2と左上12は動揺が強く, 抜歯の適応でした（図9-1～3）.

治療の開始

口腔内の清掃状態は不良で, 全体的にプラークの付着がみられました. 口腔衛生状態を改善する目的で, 本人に対してブラッシング指導を行いました.

口腔内の清掃状態が悪化すると感染性心内膜炎になるリスクが高くなることを説明し, 術前, 術後の感染予防のために, やわらかい歯ブラシで口腔内全体, 特に, 歯と歯肉を丁寧に磨くように話しました.

また, 残存歯, 特に, 右上75, 右下7の臼歯部などの離れている歯については, タフトブラシを使用し, 周りを丁寧に磨くように指導しました.

次に, 歯肉から出血させないように注意しながら, 右上75, 左上4, 右下7, 左下2345の歯肉縁上のスケーリングを行いました.

担当の歯科医師から透析の担当医, 心臓外科の担当医に連絡し, 抜歯が可能か確認しました.

抜歯は可能との判断で, 感染性心内膜炎を予防するために, サワシリン®250 mg（8 cap）を抜歯1時間前から飲んでもらいました.

普段から血圧の変動が激しいため, 抜歯は, 血圧を測定しながら行いました. 透析用のシャントが左手首にあるので, 右腕に血圧計を巻き, 定期的に血圧測定をしながら状態を確認し, すぐに変化に気づくことができるように診察を行いました. サワシリン®を飲んでいるので, 抜歯前に歯肉縁下のスケーリングを行いました. 抜歯後は, 出血しないようにサージセル®を抜歯窩に挿入し, 縫合しました.

抜歯がショックだったようで, 術直前の口腔内の清掃状態は一時悪化しましたが, 残存歯のポリッシングなどの口腔ケアを行いながら, 口腔内清掃の大切さを改めて説明し, 術後すぐに義歯を作成することを約束しました.

術後, 容態も安定したところで口腔内を確認すると清掃状態は良好でした.

心疾患では, 術前の口腔内精査を行い, 歯性感染の原因を除去することが大切です. また, 精神的にも不安定になるため, 不安を少しずつ取り除くことも必要です.

術前の口腔内精査は, 余裕をもって行うことが重要です. 他科と十分な連携をとりながら, 診察を行う必要があります.

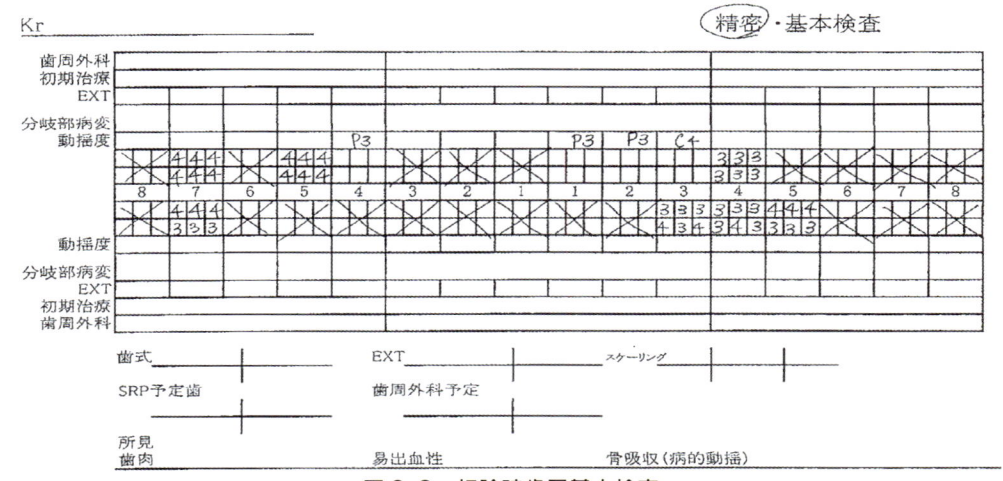

図9-3 初診時歯周基本検査

症例 2
59歳，男性

主訴
1か月と10日後に，ベントール＋全弓部置換術が予定されているため，心臓外科より術前の口腔内の精査を依頼されました．
また，う蝕の治療を希望されました．

既往歴
・心臓弁膜症（59歳）
・高血圧（54歳）
・脳梗塞（58歳）
・胸部大動脈瘤（55歳）

内服薬（商品名）
ミカルディス（降圧）
バイアスピリン（抗血栓，脳卒・認）
アムロジピン（降圧）
セララ（降圧）
ナトリックス（降圧，利尿）
メインテート（降圧，不整脈）

口腔内所見
上顎右側67，上顎左側8が残根状態で，一部歯肉に埋まった状態でした．下顎左側67は欠損しており，義歯は使用していません．そのほか，う蝕処置が必要な歯は，全部で8本確認できました．

口腔内は，歯頸部付近にプラークや歯石が多く付着し，全体的に歯肉腫脹が著明で，出血しやすい状態でした（図9-4，5）．

治療の開始
手術の2週間前までには抜歯，歯石除去，う蝕処置などがすませられるように計画を立てました．弁膜症があることから感染性心内膜炎の予防として，処置の1時間前には，前もって処方される抗菌薬を服用してから来院するように，しっかりと説明しました．また，抜歯に際し，止血シーネの印象採得を行いました．

さらに，術後の合併症予防の観点から，セルフケアとして歯ブラシの重要性を話して，次回の予約となりました．

〈再診1回目〉
上顎右側67抜歯と歯石除去の予定です．
初診日に印象採得を行い，作成しておいた止血シーネを準備しました（図9-6）．
担当歯科医師より前投薬のアモキシシリン2g（サワシリン®8cup）を約束どおり飲んできたかを確認し，歯周病検査（P検），スケーリング，簡単なブラッシング指導を行いました．
歯石が多く，歯肉の炎症もあり，軽くスケーリングを行っただけでも出血しやすい状態でした．
抗菌薬の投与下であっても歯肉を傷つけないよう，注意深くスケーリングを行いました（図9-7）．
歯間乳頭部の歯肉腫脹が特に強いため，歯ブラシは，毛先が細く毛足の長いワンタフトシステム®を使用しました．ピンポイントで，歯肉のマッサージを兼ねて清掃する感触を確かめられるように，実際に練習してもらいました（図9-8）．
その後，予定どおり抜歯を行いました．シーネは使用せず，通常の縫合で止血を確認し，帰宅されました．

〈再診2回目〉
前回抜歯した部位の抜糸，左上8残根の抜歯，歯石除去の予定です．
前回同様，前もって処方された薬を服用したかをたずね，体調を確認しました．
口腔内を確認すると，1週間前と比べ，歯肉の発赤はかなり治まり，腫れていた歯肉の状態が改善され，引き締まっていました．

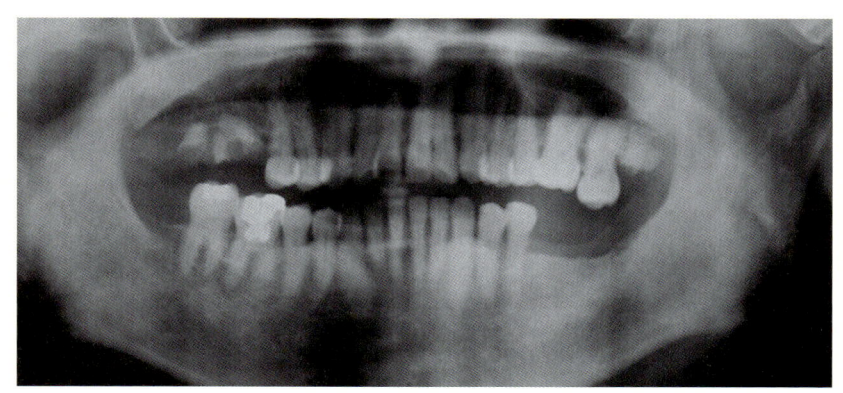

図9-4 初診時パノラマエックス線写真

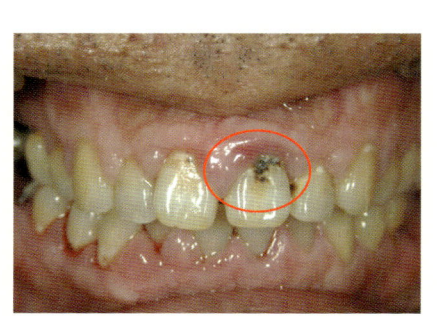

図9-5 初診時口腔内写真
歯肉の発赤・腫脹が顕著でした（赤丸）．

自宅でも，歯ブラシの毛先をポケットに入れて振動させるように清掃していたそうです．まだ若干の腫脹は残っていたものの，容易にポケットから出血する様子はみられなくなっていました（図9-9）．

ブラッシングの状況を確認し，抜歯前に歯石除去を行いました．

予定どおり抜歯を行い，次回の予約となりました．

〈再診3回目〉

前回の抜歯から1週間後，抜糸とう蝕処置，セルフケアのチェックを行う予定で来院されました．

前回抜歯した左上8の抜糸後にブラッシング状況を確認すると，左上臼歯部は歯ブラシを当てることを躊躇したようで，口蓋側にはプラークが多めに残っていました．

歯ブラシの当て方のコツをつかまれたようで，唇側，頰側は比較的きれいに磨かれていました．

そこでもう一度鏡を手渡し，どこがどのように磨けていないのか具体的に説明しました．

左上67の口蓋側に歯ブラシの毛先を届かせたいので，歯頸部からポケットに向けて，歯ブラシを斜め下の方向から滑り込ませるように説明しました（図9-10）．

やはり，抜歯後はブラッシングをするタイミングがむずかしいと感じるようでした．

手術前の抜歯と抜糸が終了したので，う蝕処置を進め，手術の約2週間前には治療が終わるように計画を立て，予定どおりう蝕処置を終了しました（図9-11）．

手術に向けて入院

外来での治療および口腔ケアを計画的に進め，手術に向けて入院されました．

病室にうかがい，セルフケアのチェックを行い，患者さんのモチベーションが下がらないよう，また，手術に対する不安をかき立てないように接しました．

手術は19時間に及び，術後，ICUで4日間をすごし，5日目に病棟に戻ってこられました．

口腔内確認のために訪室すると，リハビリが開始されていましたが，まだ自由に歩き回ることはできない状態でした．ベッド上での口腔清掃が主となっており，術前よりも口腔内の汚染が目立っていました．そこで，ベッド上でのブラッシングを行い，ブクブクうがい後，乾燥に対しては，ジェルを薄く塗布し，保湿しました．

無事に手術を終え，日々回復されました．手術前にしっかりと歯石除去を行えたことと，患者さんに口腔清掃の重要性を伝えられたことは有意義でした．

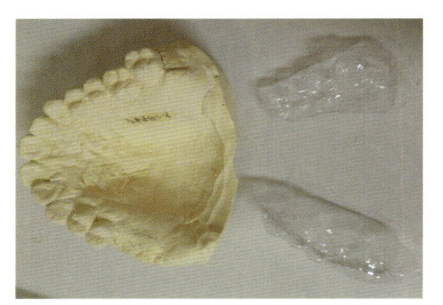

図9-6 止血シーネ
抜歯部位が上顎両側臼歯部のため，左右2か所作成

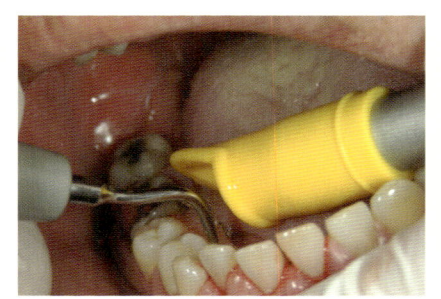

図9-7 スケーリング

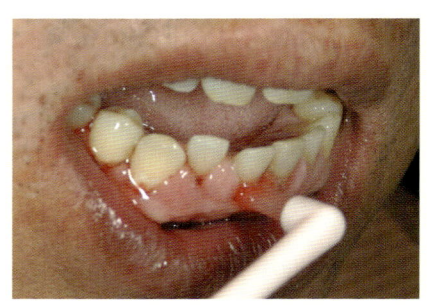

図9-8 タフトブラシ

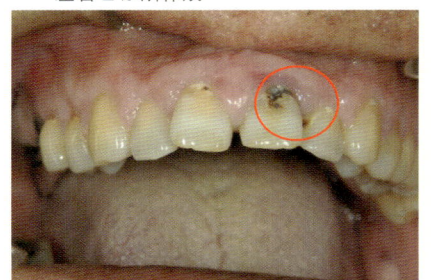

図9-9 再診2回目口腔内写真
初診時に比較し，歯肉の状態は改善していました（赤丸）．

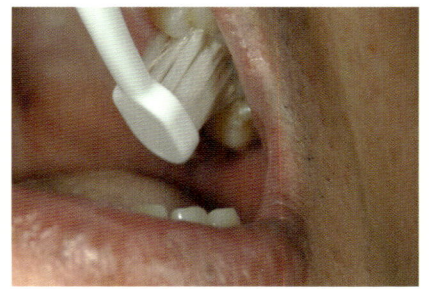

図9-10 ブラッシングの指導

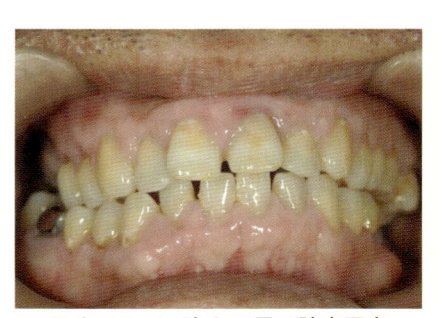

図9-11 再診3回目口腔内写真

10 脳血管障害や神経疾患の患者さんが来院したら

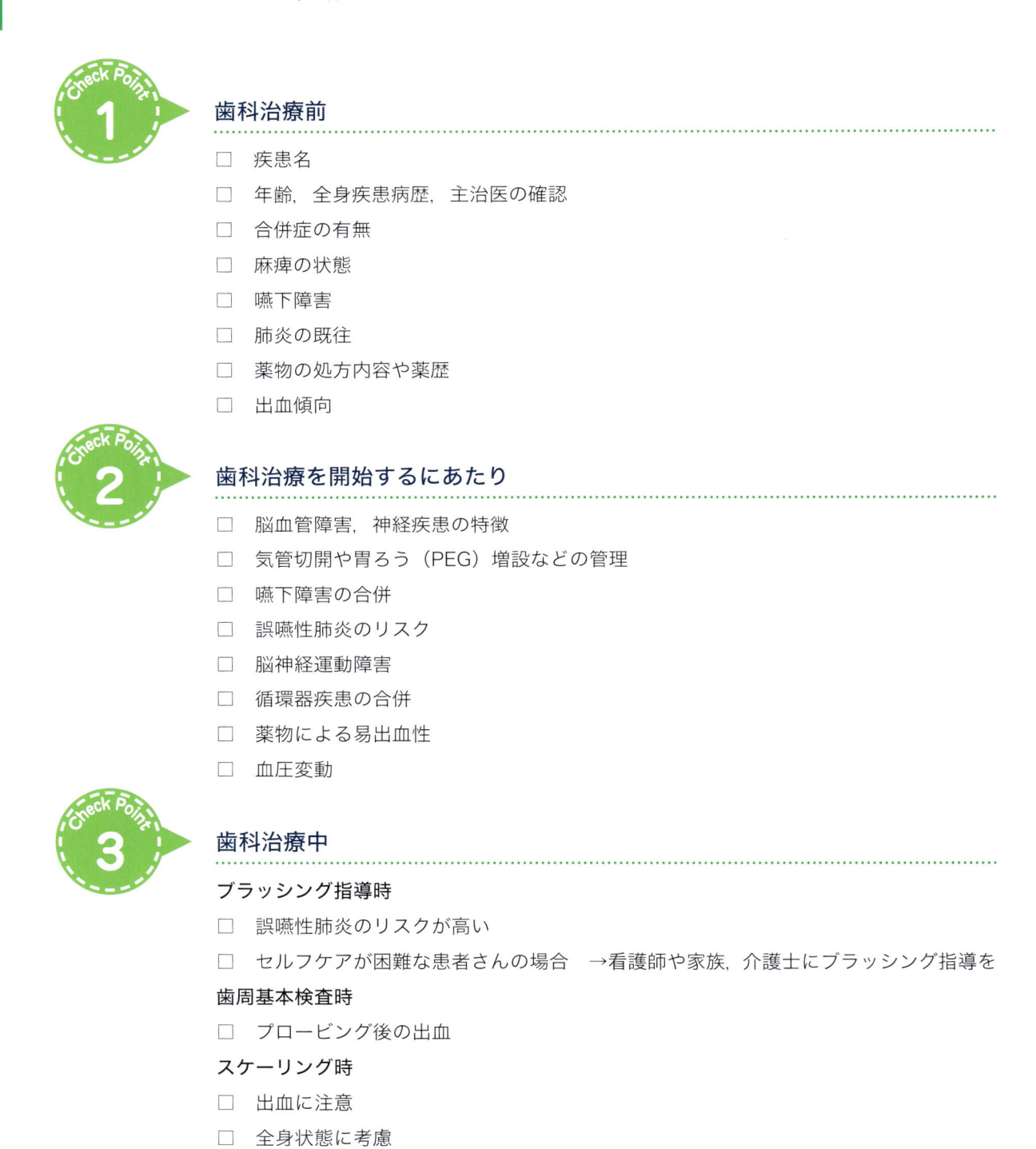

Check Point 1 歯科治療前

- ☐ 疾患名
- ☐ 年齢，全身疾患病歴，主治医の確認
- ☐ 合併症の有無
- ☐ 麻痺の状態
- ☐ 嚥下障害
- ☐ 肺炎の既往
- ☐ 薬物の処方内容や薬歴
- ☐ 出血傾向

Check Point 2 歯科治療を開始するにあたり

- ☐ 脳血管障害，神経疾患の特徴
- ☐ 気管切開や胃ろう（PEG）増設などの管理
- ☐ 嚥下障害の合併
- ☐ 誤嚥性肺炎のリスク
- ☐ 脳神経運動障害
- ☐ 循環器疾患の合併
- ☐ 薬物による易出血性
- ☐ 血圧変動

Check Point 3 歯科治療中

ブラッシング指導時
- ☐ 誤嚥性肺炎のリスクが高い
- ☐ セルフケアが困難な患者さんの場合　→看護師や家族，介護士にブラッシング指導を

歯周基本検査時
- ☐ プロービング後の出血

スケーリング時
- ☐ 出血に注意
- ☐ 全身状態に考慮

まず脳血管障害，神経疾患について知りましょう

　脳血管障害，神経疾患は，歯科臨床でしばしば遭遇する疾患です．脳梗塞，脳出血，アルツハイマー病，てんかんなどが含まれます．

　脳血管障害は，脳梗塞，脳出血，クモ膜下出血に分類されます．脳血管の閉塞や破綻により脳の壊死が起こり，致命的ではなくても麻痺などの障害を残します．脳梗塞が多く，約 70％とされています．

　脳梗塞では，高血圧，糖尿病，脂質異常症などの生活習慣病やタバコ，心房細動などの心疾患や肥満などがリスク因子とされています．

　脳出血の原因は高血圧，クモ膜下出血の原因は脳動脈瘤破裂や脳動静脈奇形破裂とされています．

　アルツハイマー病は，脳組織のアミロイド β-タンパク重合物の沈着と，脳皮質のび漫性萎縮を特徴とし，初期の軽い記憶障害が，数年のうちに徐々に進行する認知症の原因疾患です．

　てんかんは，大脳ニューロンの過剰な刺激発射による反復性の発作を主症状とする，慢性の脳疾患です．

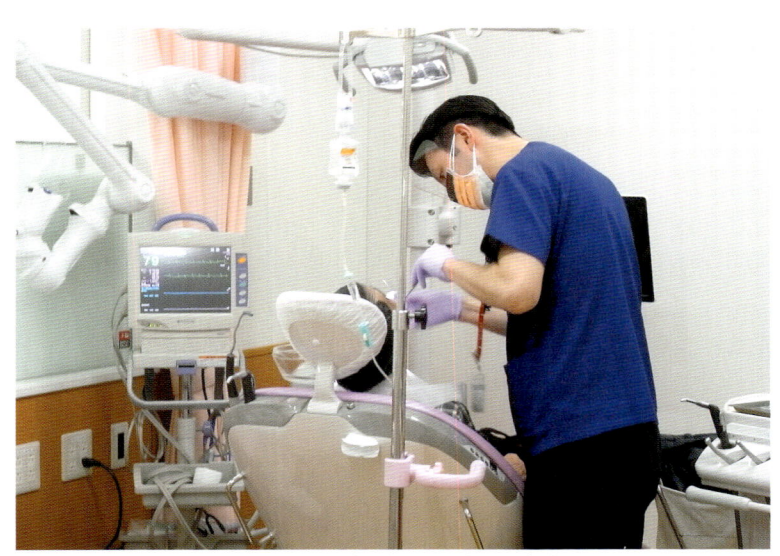

モニタリングを行いながらの治療

歯科治療前の評価をしっかり行いましょう

(1) 脳血管障害の患者さん
○合併症の把握：糖尿病や高血圧症など
○認知障害の把握：脳血管障害に合併しやすい．
○内服薬の確認：抗血小板薬や抗凝固薬の服用状況の確認
○麻痺や意識障害の把握
○誤嚥性肺炎の既往の確認
○嚥下障害の把握
○医学的な管理の把握：気管切開や胃ろう増設の有無

(2) アルツハイマー病の患者さん
○認知障害の把握：長谷川式簡易知能評価スケールなど
○嚥下障害の把握：認知障害の進行により嚥下障害が出現
○合併症の把握：脳血管障害などを合併していることあり

(3) てんかんの患者さん
○てんかん発作の把握：最終発作の時期，発作の種類の確認
○内服薬の把握：歯肉増殖を誘発する薬物の有無

歯科治療中は，次のことに注意しましょう

(1) 脳血管障害の患者さん
　❗急性期の歯科治療は原則禁止　しかし，口腔ケアは重要です．発症から2〜4週間後の回復期から歯科治療が可能です．口腔外科手術は，3か月以上経過したあとが望ましいとされています．再発予防の目的で，抗血小板薬や抗凝固薬を服用していることがあり，スケーリングや観血的処置では，出血について注意する必要があります．
　認知障害や意識障害の程度がさまざまで，苦痛に対する意思表示がしにくいことがあるので，処置の際には，患者さんの観察を行い，十分な配慮が必要になります．
　血圧が不安定なことが多く，血圧管理が重要で，術中のモニタリングを行う必要があります．

(2) アルツハイマー病の患者さん
　認知障害により口腔衛生状態は不良なため，口腔ケアは重要です．歯科治療に際して，患者さんを尊重する立場に立ち，う蝕の存在の確認と，う蝕治療の必要性を繰り返し説明し，理解を得るように努めます．内科的な合併症も多く，抗凝固薬などを服用している患者さんの場合には，十分な止血処置が必要になります．

(3) てんかんの患者さん
　てんかん発作を誘発しないように目を遮光します．精神的・身体的な不調時には歯科処置をさけ，短時間で終了させるようにします．

脳血管障害や神経疾患の患者さんの口腔内は，次のような特徴があります

(1) 脳血管障害の患者さん
　麻痺により口腔清掃が困難なため，口腔内の衛生状態は不良になりがちです．
　嚥下障害により唾液の嚥下が困難で，唾液過多のことがあります．また，酸素投与や気管切開，胃ろうなどが行われている患者さんの場合には，口腔内への刺激低下により口腔乾燥を生じることがあります．
　舌のコントロールの低下，咽頭収縮力の低下などから嚥下障害，誤嚥を生じることがあります．

(2) アルツハイマー病の患者さん
　自立した口腔清掃が困難であり，口腔衛生状態が不良なことが多くみられます．また，口腔疾患についての自覚症状の欠如から，う蝕や歯周病の悪化，悪性腫瘍の発見の遅れなどを生じることがあり，口腔内の十分な観察

が必要です．症状の進展により摂食・嚥下障害を生じることがあります．

処置中は，次のことに注意しましょう

（1）ブラッシング指導
脳血管障害の患者さんは，口腔乾燥や舌の麻痺による自浄作用の低下や，四肢，口腔周囲の麻痺により自立した口腔清掃が困難であり，口腔衛生状態は不良なことがあります．脳血管障害やアルツハイマー病の患者さんで，自立した口腔清掃が困難な場合には，看護師，家族，介護士などへのブラッシング指導が重要です．

片麻痺などでは，力が入らないため歯ブラシの柄を太くするなど，改良により自立したブラッシングが可能になることがあります．てんかんの患者さんは，フェニトイン（アレビアチン®，ヒダントール®）による歯肉増殖症が生じることがあります．一番の予防法は，口腔衛生状態を良好に保つことです．

薬物投与では，次のことに注意しましょう

❗脳血管障害やアルツハイマー病の患者さんの多くは，高齢者，高血圧，動脈硬化であることが多く，局所麻酔薬の使用に際しては，低濃度アドレナリンやフェリプレシンの選択が推奨されます．

（3）てんかんの患者さん
抗てんかん薬のフェニトインによる歯肉増殖症がみられることがあります．

（2）歯周基本検査
薬物による出血傾向のある患者さんは，特に，不用意に出血させないように注意します．出血があった場合には，十分な止血を確認します．

（3）スケーリング
摂食・嚥下障害の患者さんの場合には，スケーリングの際に誤嚥を生じる可能性があります．排唾管やサクション（バキューム）を利用し，口腔内の持続した吸引や，誤嚥しにくい体位の工夫（ベッドアップ30度や，麻痺側を上方にするなど）などを行いながらスケーリングを行います．薬物による出血傾向のある患者さんは，スケーリング後の止血を十分確認します．

❗てんかんの患者さんでカルバマゼピンを服用している場合には，マクロライド系の薬物を使用するとカルバマゼピン濃度を上昇させます．

薬物の相互作用（ほかの薬の濃度を変動させること）に関する情報を把握しておく必要があります．

症例 1
57歳, 男性

主 訴
歯が歯肉に食い込み, 潰瘍ができた.

現病歴
10日前, 介護職員が歯肉の潰瘍に気づき, 当科に紹介されました.

既往歴
・てんかん（54歳）
・クモ膜下出血術後（54歳）
・脳梗塞（54歳）
・硬膜外膿瘍（55歳）
・外減圧術術後（55歳）
・誤嚥性肺炎（56歳）
・緑膿菌肺炎（56歳）

クモ膜下出血術後, 脳梗塞, 硬膜外膿瘍, 外減圧術術後で右麻痺があり, 徐々に嚥下機能低下もみられたため, 胃ろうが造設されていました.

平成24年6月から, 病院付属の介護施設に入所中です.

内服薬：商品名
クラビット（抗菌）
エリスロシン（抗菌）
イーケプラ（抗てん）
デパケン（抗てん）

全身所見
以前は, 歩行器を使用して歩行できていましたが, 平成24年11月ころから歩行困難になりました. 現在, 日中はベッド上ですごし, 移動手段は, リクライニングの車椅子です. 日常生活は, 着替えも寝返りも全介助になっています. 少量の食事は摂取可能ですが, 誤嚥することが多くなり, 嚥下機能の低下により誤嚥性肺炎を繰り返しているため, 平成25年6月, 胃ろうを造設しました.

右麻痺があり, 自分で口腔ケアを行うことはむずかしく, 口腔ケアなどは施設職員が行っていました. 失語症があり, 意思の疎通は困難です.

口腔内所見
残存歯は, 左上6, 左下348, 右上765, 右下348です. 歯肉は, 全体的に歯と歯肉の境目が発赤していました. 口腔内の粘膜に異常はなく, カンジダ症などの所見はありませんでした（図10-1）. ただし, 唾液の流出が多く, 唾液の貯留が口腔内にみられ, 起きていても痰がらみがありました.

歯周基本検査の結果
左上6, 左下34, 右上56, 右下34は3mm
右上7は4mm, 左下8, 右下8は5mm
下顎両側の智歯に歯周ポケットが深い部分があり, 出血もみられました（図10-2）.

治療の開始
口腔清掃状態は不良で, 全体的に食物残渣とプラークの付着がみられたため, まず, 口腔衛生状態の改善を行いました. その際, 必ず体位を確認し, ベッドサイドでは, 30度の角度で口腔ケアを行うようにし, 口腔ケアの際には, できるだけ水分を使用せず, 口

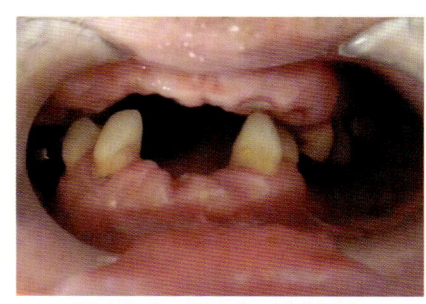

図10-1 初診時口腔内写真

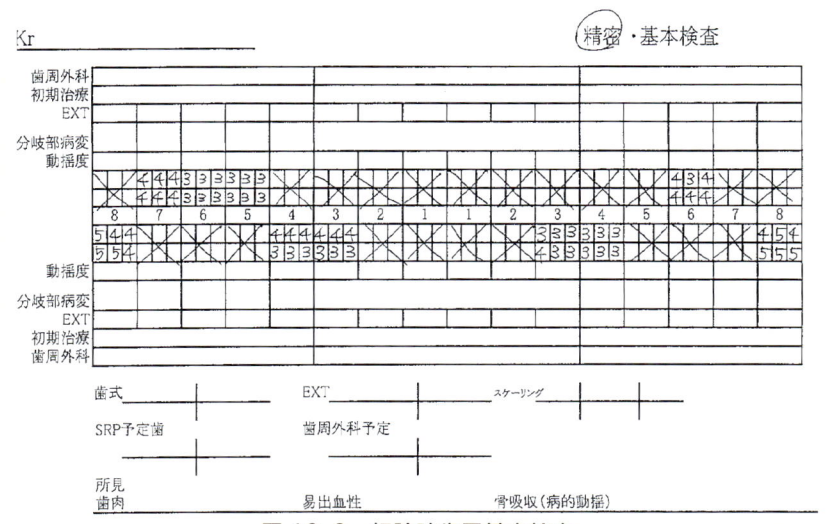

図10-2 初診時歯周基本検査

腔内の汚れは，前にかき出すようにしました．

粘膜の清掃にはスポンジブラシを，残存歯の清掃には吸引ブラシを使用しました．ポケットの深い部分は，タフトブラシで清掃しました．自分で口腔ケアを行うことができないため，介護職員に口腔内の清掃方法を説明しました．

前歯部は残根状態になっていました．下顎前歯，上顎と下顎の臼歯が数本残存しているだけで，口を閉じると下顎の前歯部が上顎の歯肉に食い込み，潰瘍になっていました．

胃ろうを造設したことで，口から食べることをしないため，口腔内を確認する機会がなくなっていました．会話も少なくなり，コミュニケーション力が低下し，本人は痛みなどを訴えることはなかったようです．

残存歯に歯石の沈着があったため，歯石除去を行いました．超音波スケーラーなどを使用すると誤嚥の可能性があるため，ハンドスケーラーを使用しました．

〈保護シーネの装着〉

次に，歯肉の潰瘍の改善を目的に，保護シーネを作成するために印象採得を行いました．その際，原因歯の一部を削合しました．

脳梗塞などで麻痺がある患者さんは，誤嚥のリスクが高くなるため，タービンから出る水を誤嚥しないように，ユニットは30度の角度にし，バキュームの位置を確認しながら処置を行いました．

麻痺側を上に向け，咽頭に水が流れ込まないように注意し，誤嚥防止を心がけました．脳の機能低下があり，開口も長時間はむずかしいため，時間をかけて診察を行いました．

保護シーネを上顎に装着し，シーネの取り扱いを介護職員にも説明し，経過観察となりました．シーネの装着から2週間後，潰瘍は上皮化しました．

〈口腔ケア後の吸引〉

その後も定期的に口腔清掃状態を確認し，必要に応じて介護職員に具体的な口腔ケアの指導を行いました．また，誤嚥性肺炎の予防のために口腔ケア後の吸引の重要性を説明しました．

口腔清掃状態の改善に伴い，これまで繰り返していた誤嚥性肺炎の頻度は減少しました．

脳血管障害の患者さんは，咳痰反射や嚥下反射が低下しているため，唾液や痰の貯留があります．胃食道逆流による嘔吐物の窒息や誤嚥を防ぐために，口腔ケア時には吸引が必要になります．必ず口腔ケアの体位を確認します．ベッドサイドでは30度の角度にし，誤嚥を予防します．

口腔ケアの際には，できるだけ水分を使用しないようにし，清掃は，スポンジブラシや，やわらかい歯ブラシで残存歯を清掃し，歯肉を刺激したり，傷つけないように気をつけました．特に，上顎の口蓋部分は乾燥しやすく，痰などが厚く固着しやすい部分のため，保湿などを行い，乾燥した痰をはがしやすくし，スポンジブラシなどで汚れをとるようにしました．

口腔清掃のほかに，口唇のマッサージや唾液腺マッサージを行います．必要に応じて綿棒を氷水に浸して軽く絞り，口腔内を刺激するアイスマッサージを併用すると効果的です．

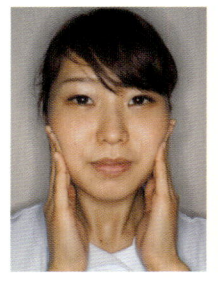

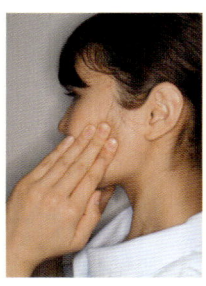

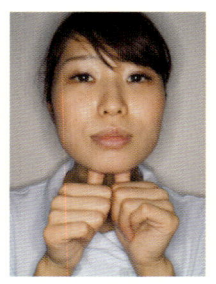

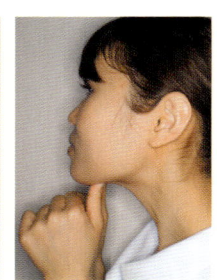

唾液腺マッサージ

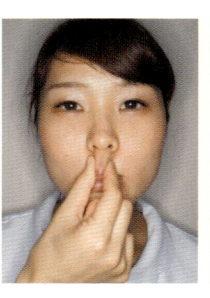

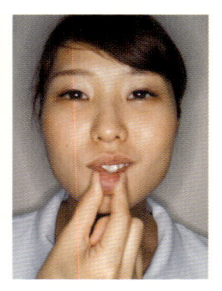

口唇マッサージ

症例 2
55歳, 女性

主訴
両側習慣性脱臼による上下シーネ・顎間ゴム装着後の管理と口腔ケアを希望

現病歴
2003年9月ころから，ときどき顎関節脱臼を生じ，脱臼時に唾液の嚥下困難と呼吸困難を起こす恐れがあるため，他大学病院においてOシーネ・顎間ゴムで抑制が行われました．

2003年12月，顎間固定後の管理と口腔ケア依頼にて当科受診となりました．

シーネを装着しているため月に1回受診され，顎間固定やゴム牽引にて開口制限を行ったところ，脱臼も落ち着いて2009年9月，シーネ除去を行いました．

顎間固定中の口腔内は，ワイヤーの周りにプラークが多量に付着し，上下固定されていたため舌側や口蓋側の清掃ができず，口臭がありました．

既往歴
- 脳出血（41歳）
- 左上下肢麻痺（41歳）
- 左視床出血（44歳）
- 右上下肢麻痺（44歳）
- 胃ろう造設（46歳）
- 両側習慣性脱臼（2003年9月，44歳）

内服薬：商品名
デパケン（抗精神，抗てん）
シメチパール（潰瘍）

全身所見
両側上下肢麻痺により全介助です．質問は聞きとることができ，うなずくこともできました．また，「痛い」のみ発語がみられました．

口腔ケアは，ご家族または施設の方が行っていました．

筋萎縮があり口唇閉鎖が困難で，流ぜんがみられました．

口腔内所見
口腔内はプラーク，歯石が多量に付着し，歯肉からの出血があり，口臭も伴っていました．

また，臼歯部舌側にプラークの付着と食物残渣がみられました．

う蝕および残根歯も多数ありました．

歯周基本検査の結果
抜歯適応の残根は抜去しました．

治療の開始
歯ブラシで全体を磨き，歯間ブラシやタフトブラシで細かい部位の清掃を行いました．また，麻痺側や顔面筋肉の機能低下がある場合には，食物残渣が溜まりやすいので，よく観察し，歯と頬粘膜との隙間や舌の下などの汚れを，スポンジブラシできれいに清掃しました．このとき，食物残渣を誤嚥させないように，スポンジブラシを回転させながら口腔内の奥から手前に動かし，除去しました．使用した歯ブラシ類やスポンジブラシは，こまめに水洗いし，できるだけきれいな状態で使用しました．

また，患者さんは習慣性脱臼があり，筋縫縮術を検討しましたが，全身麻酔は困難なため，Oシーネ・顎間ゴムで抑制を行いました．固定期間中は，ワイヤーなどの装置の周りに汚れがつきやすいので，歯ブラシ，タフトブラシ，歯間ブラシなどを使い分けて

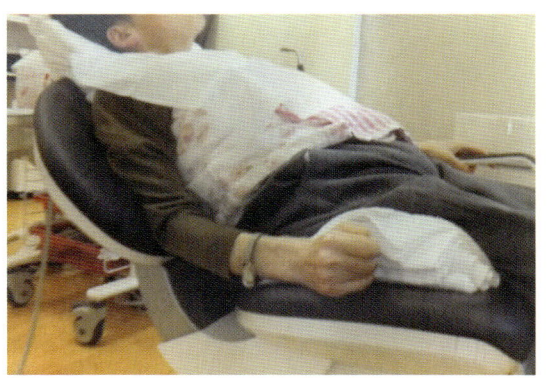

図10-3 車椅子からユニットへ移動
誤嚥させないように，意思疎通が可能なときは，途中患者さんに声をかけて，必要があれば枕や，腰，おしり，背中にクッションやバスタオルを当てて，少しでも楽な姿勢でケアを行いました．

口腔ケアを行いました．顎間固定除去後は，大きな開口，あくびなどは脱臼の原因になるので気をつけるように，ご家族へ伝えました．シーネ装着による顎間固定のほかに，顎を安静に保つ簡易型マスクを使用することもあります（図10-4,5）．

〈介助者による口腔ケア〉

全介助のため，口腔ケアはご家族や施設の方が担当されていました．お口の清掃状態，口腔ケアのポイントを実際にみてもらいながら説明し，ご家族から施設の方へも伝えていただくようにお願いしました．

介助者が口腔ケアを行うときは，まず体位と視野の確保を行います．体位は，患者さんに合わせて仰臥位，側臥位，30度仰臥位，座位で行います．意思疎通が可能なときは，椅子の角度やヘッドの位置，腰やおしりが痛くないか，クッションやバスタオルの使用の有無をうかがい，口腔ケア中，少しでも患者さんが苦痛にならないように配慮します．

いきなり口を触られるとびっくりして嫌がったり，緊張して口元の筋肉がかたくなったりするので，口腔ケアを行う際は，意思疎通できる・できないにかかわらず，必ず名前のよびかけを行い，口腔ケアの内容説明を行います．

次に，保湿剤を，口唇から頬粘膜にかけて口元をマッサージするように塗布し，口の緊張をほぐしていきます．緊張がほぐれたところで，アングルワイダーを使用して口腔内をみやすくします．みえない状態（手さぐり）でのケアはとても危険です．また，開口器は，セットする側に動揺歯がないか確認し，安全にセットします．動揺歯に気づかずに開口器を使用すると歯が抜けることがあります．訴訟問題につながることもあるので，十分に注意しましょう．

〈残存歯の様子の確認〉
○歯石の有無
○う蝕歯の有無
  う窩に痰やプラークが溜まりやすく清掃しにくい．ケア中に歯冠破折の危険がないか．
○歯周病のため歯根が露出し，動揺があり，ケア中に脱落や歯冠破折の危険がないか．
○閉口時，残存歯の当たる粘膜部分に潰瘍ができていないか．
○そのほか，義歯やウイルスなどによる感染症や口腔粘膜炎がないか．

〈スタッフ間の情報の共有〉

日ごろから動揺歯の確認や，気になることは，どんなに小さなことでも医師に伝え，きちんとカルテに記載しておきます．スタッフ間の情報の共有がとても重要になります．

口腔ケア時は，こまめに吸引し，誤嚥性肺炎を予防します．超音波スケーラーを使用するときは，水を誤嚥させないようにバキュームの位置や体位，顔の向きに配慮します．

不随運動がある患者さんは，手元が滑ったり，歯ブラシを噛まれ，破片を誤嚥させないように気をつけます．

ユニットからの転倒・転落防止のため患者さんから目を離さないようにします．やむを得ないときは，ほかのスタッフに声をかけます．

口腔トラブルを少なくするためには，自宅や施設での口腔ケアが重要になります．もし脳血管障害の患者さんや自分でケアができない患者さんが来院されたときは，ときどき家族や施設の方に口腔内をみてもらい，汚れやすい部位，磨き方などを指導することも大切です．このとき，決して，磨けていないことなどマイナスな部分を強調するのではなく，毎日介護されている家族や施設の方の大変さを理解しながら，言葉や態度に十分気をつけて，信頼関係を大切にします．

〈ケアは短時間で〉

診察時間が長くなると，患者さんが疲れ，褥瘡（床ずれ）の原因にもなります．患者さんが安楽で，介助者がケアしやすく，適切に短時間でケアを実施できることが大切です．

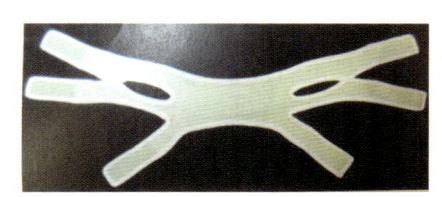

図10-4　顔面用簡易型マスク

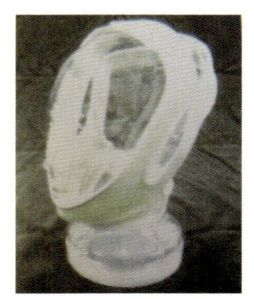

図10-5　簡易型マスク
顎を安静に保ちます．

10　脳血管障害や神経疾患の患者さんが来院したら

症例 3
73歳, 男性

主訴
左舌縁の咬傷と出血

既往歴
・特発性血小板減少性紫斑病（ITP）
　（68歳～）
・右脳出血後遺症・認知症
・髄膜炎（59歳）

使用薬物：商品名
タケプロン（潰瘍）
プレロン（ステ）
ルプラック（利尿）
ラシックス（降圧，利尿）
グラマリール（抗精神）
プルゼニド（下剤）
ユリーフ（泌尿）
リスパダール（抗精神）
ウブレチド（自律神）
エビプロスタット（泌尿）
ロミプレート皮下注（造血）

全身所見
左上下肢麻痺があり，車椅子に乗車し，妻とケアマネージャーに付き添われて来院されました．
顔面蒼白で，朝，舌をかんでから食事は摂取していない，とのことでした．

血液検査の結果
PT-INR　2.9
APTT　51.2秒（延長）
血小板数　12.6万/μL

口腔内所見
左舌縁部に 10 mm 程度の咬傷があり，少量ですが，じわじわと出血していました．口腔内には食物残渣が多量にみられました（**図 10-6**）．

歯周基本検査の結果
易出血，止血困難であることから，かなり軽い圧でプロービングを行いました．歯周ポケットは 4～6 mm が散在しています．動揺はありませんでした（**図 10-8**）．

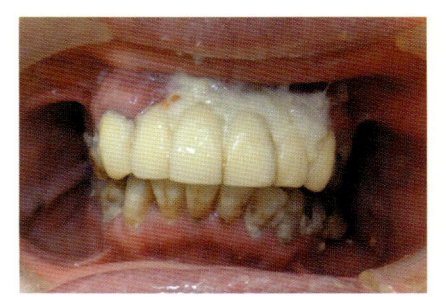

図 10-6　口腔ケア前口腔内写真
左下歯肉頬移行部に食物残渣がみられました．

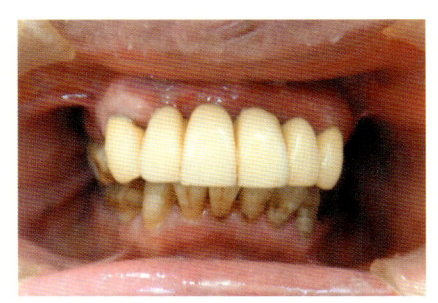

図 10-7　口腔ケア後口腔内写真

治療の開始

歯科医師により創部の縫合処置が施され，流動食を摂取するように指示がありました．小規模多機能施設にてショートステイを利用しながら，在宅での生活を送っていましたが，認知症があり，口腔ケアに対しての拒否がみられ，「なかなか口腔ケアができないのでお願いしたい」と妻より要望がありました．

出血傾向であったため，創部の治癒経過観察と併せて口腔ケアも行うことになりました．

血液内科と併診し，患者さんの体調を考慮し，口腔ケアを開始しました．

車椅子に乗車している患者さんは，頸部が90度程度前屈し，唾液が流れてしまうので，襟元にタオルを巻いています．声をかけると，少し顔をあげて，こちらを見て下さいます．

車椅子のまま口腔ケアをしますが，患者さんの目線と私たちの目線が同じになるように椅子に座って行います．立位でケアをしようとすると患者さんの顎が上がってしまい，頸部が後屈してしまいます．頸部が後屈すると，より誤嚥しやすい体位になってしまうので，必ず頸部は少し前屈し，汚れを誤嚥させないことが大切です．患者さんは誤嚥のリスクが高く，たびたび誤嚥性肺炎で入退院を繰り返していたので，細心の注意を払って口腔ケアを行いました．

まずは，口唇の保湿や，スポンジブラシで頬粘膜のマッサージ，食渣の除去などを行い，少し慣れてきたところで，スケーリングを開始しました．下顎前歯部に歯石沈着がみられましたが，車椅子乗車での超音波スケーラーの使用が困難なことと，超音波スケーラーの水の誤嚥を防ぐために，ハンドスケーラーで除石を行いました（図10-7）．

次回からは，歯ブラシや歯間ブラシを用いてケアを行いました．

毎回，上顎前歯部のブリッジ部，左下顎歯肉頬移行部に食渣が多量に付着しているので，妻にもケアの指導を行い，施設の方にも伝えてもらうようにしました．

月1回の内科受診に合わせて口腔ケアを行っています．定期的に妻への指導も行っています．

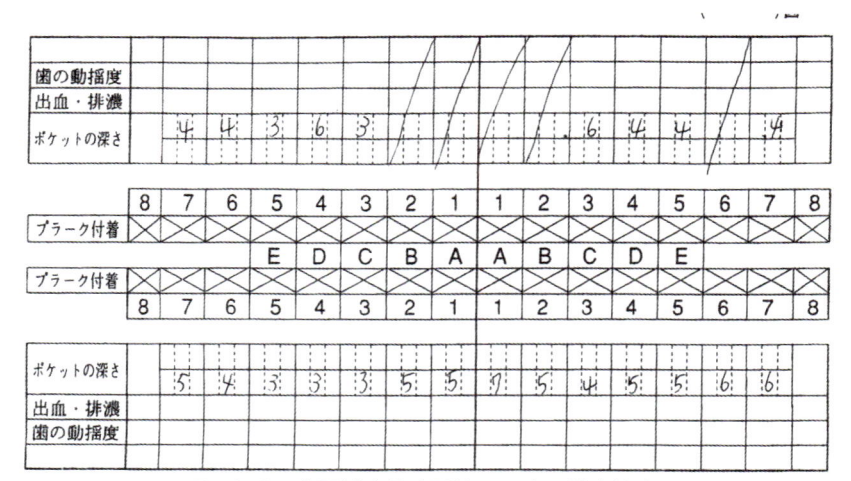

図10-8 歯周基本治療開始日の歯周基本検査
4～6mmの歯周ポケットが多く，歯周炎が進行していることがわかります．

11 摂食・嚥下障害の患者さんが来院したら

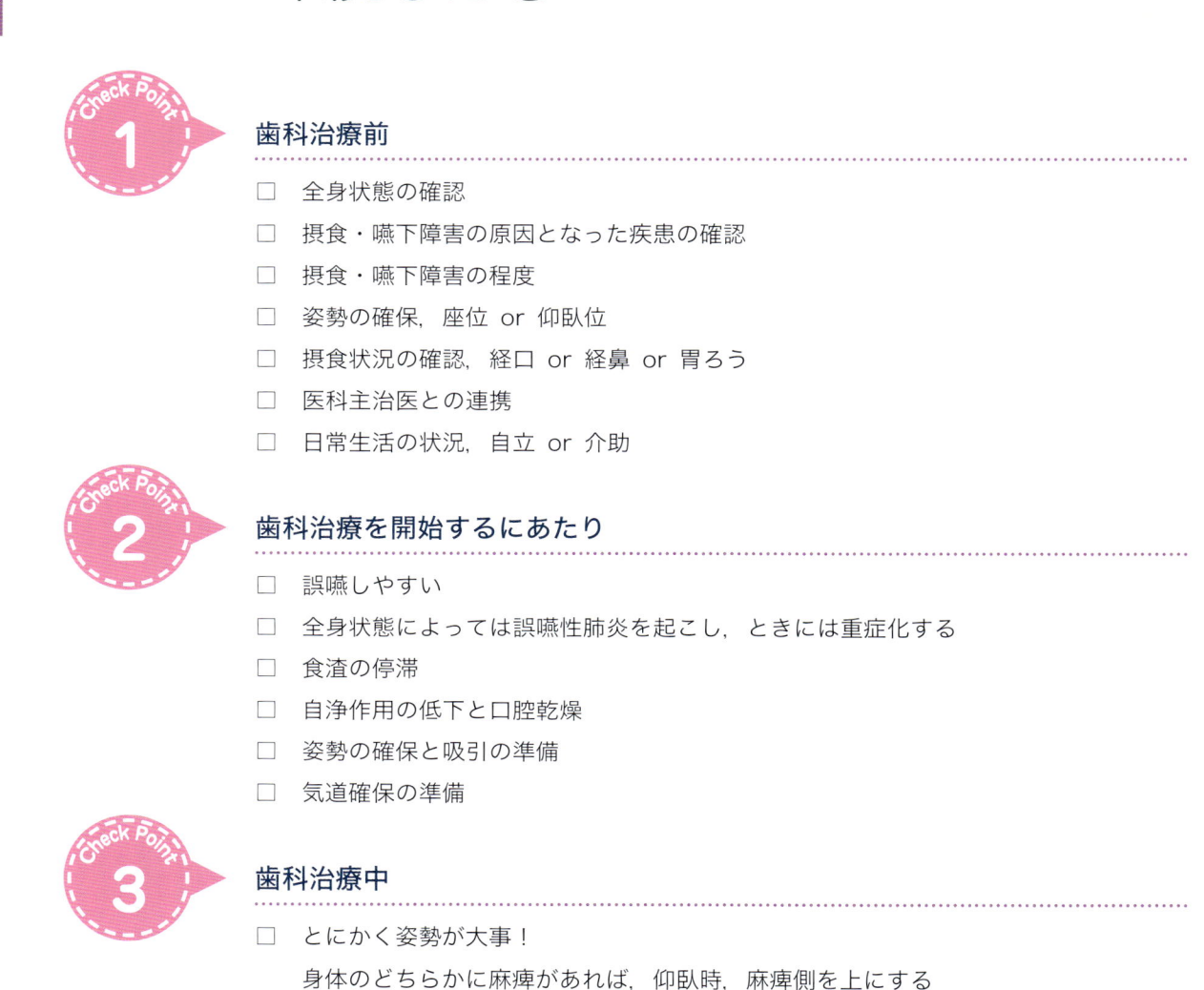

Check Point 1　歯科治療前

- [ ] 全身状態の確認
- [ ] 摂食・嚥下障害の原因となった疾患の確認
- [ ] 摂食・嚥下障害の程度
- [ ] 姿勢の確保，座位 or 仰臥位
- [ ] 摂食状況の確認，経口 or 経鼻 or 胃ろう
- [ ] 医科主治医との連携
- [ ] 日常生活の状況，自立 or 介助

Check Point 2　歯科治療を開始するにあたり

- [ ] 誤嚥しやすい
- [ ] 全身状態によっては誤嚥性肺炎を起こし，ときには重症化する
- [ ] 食渣の停滞
- [ ] 自浄作用の低下と口腔乾燥
- [ ] 姿勢の確保と吸引の準備
- [ ] 気道確保の準備

Check Point 3　歯科治療中

- [ ] とにかく姿勢が大事！
  身体のどちらかに麻痺があれば，仰臥時，麻痺側を上にする
- [ ] 酸素飽和度の確認
- [ ] 時間の配慮

まず摂食・嚥下障害について知りましょう

まず，摂食・嚥下障害と，その障害をきたしやすい疾患について知ることが大切です．摂食・嚥下障害とは，摂食や嚥下に関連する器官や神経の機能障害により，食べる機能が低下した状態です．

摂食・嚥下は，先行期，準備期，口腔期，咽頭期，食道期の5期，口腔相，咽頭相，食道相の3相に分けられますが，食物の認知や食事動作などを含めて，食べ物が胃に送られる過程で起こる障害を，摂食・嚥下障害といいます．摂食・嚥下障害は，さまざまな疾患が原因で生じます．代表的な疾患を表11-1に示します．

表11-1 摂食・嚥下障害をきたしやすいおもな疾患

	代表的疾患
脳血管障害	・球麻痺：ワレンベルグ症候群 ・仮性球麻痺：核上性嚥下障害
神経筋疾患	・変性疾患：筋萎縮性側索硬化症（ALS），パーキンソン病（PD），多系統萎縮症（MSA） ・神経筋接合部・筋障害：重症筋無力症（MG）
末梢神経疾患	・反回神経麻痺：ギランバレー症候群，糖尿病性ニューロパチー
腫瘍・がんによる疾患	・運動障害性：脳腫瘍 ・器質的：頭頸部がん，食道がん

摂食・嚥下障害を起こす代表的な疾患には，次のようなものがあります

(1) 脳血管障害

脳血管障害のなかでも摂食・嚥下障害を起こしやすい疾患は，球麻痺と仮性球麻痺です．

a 球麻痺

延髄に存在する下位脳神経（舌咽神経，迷走神経，舌下神経）の神経核が直接障害されます．その代表的な疾患が，ワレンベルグ症候群です．急性期には，必ず誤嚥を生じます．

b 仮性球麻痺

下位脳神経の神経核よりも上位のニューロンに障害があり，核上性嚥下障害ともよばれています．球麻痺に比べて摂食・嚥下リハビリテーションが奏効するといわれています．

(2) 神経筋疾患

摂食・嚥下障害を起こす代表的な疾患は，変性疾患と神経筋接合・筋障害です．

a 変性疾患

筋萎縮性側索硬化症（ALS），パーキンソン病（PD），多系統萎縮症（MSA）があります．

筋萎縮性側索硬化症：上位運動ニューロンと下位運動ニューロンの両者が障害される疾患です．病期の進行とともに摂食・嚥下障害が急速に進行します．最終的には必ず誤嚥が生じます．

パーキンソン病：振戦，無動作，筋硬直が，代表的な臨床症状です．口腔相では舌運動障害，食塊移送障害，咽頭相では嚥下反射遅延，喉頭蓋谷への食塊残留，喉頭挙上不全が生じます．

b 神経筋接合部・筋障害

重症筋無力症（MG）と筋ジストロフィーが代表的な疾患です．特に，摂食・嚥下障害を引き起こす疾患は，重症筋無力症といわれています．

重症筋無力症：舌筋や咬筋などの口腔相の障害と，咽

頭収縮筋など咽頭相の障害により協調運動不全となり，誤嚥が生じやすくなります．

(3) 末梢神経疾患

ギランバレー症候群や糖尿病性ニューロパチーなどが代表疾患です．いずれも半回神経麻痺によって嚥下障害を生じます．

(4) 腫瘍，がん

頭頸部がんや食道がんなどの器質的嚥下障害と，脳腫瘍などの運動性嚥下障害に分けられます．特に，口腔がんでは，食塊形成や移送の不全，嚥下圧の低下に伴う喉頭侵入や誤嚥がみられます．

摂食・嚥下障害の評価をしっかり行いましょう

摂食・嚥下障害を評価するうえで重要なことは，その徴候を見逃さないことです．食事のときは，むせや咳を容易に観察することができます．一方，歯科治療を行ううえでもスケーリングやブラッシング，歯の形成や印象採得は，摂食・嚥下障害のある患者さんには大きな負担になります．したがって，治療前には，患者さんの障害の程度を把握する必要があります．特別な機材を必要としない，簡易的に行える評価方法を次に示します．

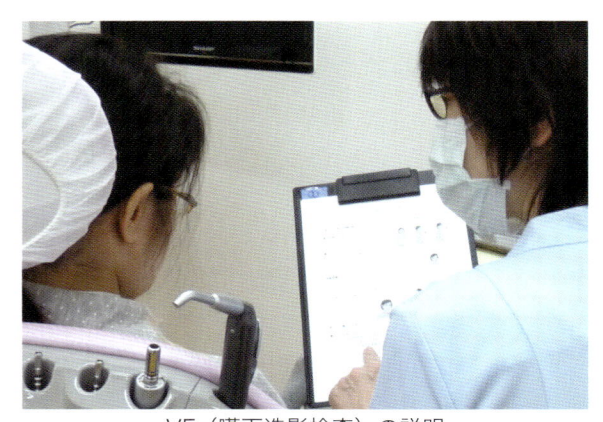

(1) 反復唾液嚥下テスト

口腔内を湿らせたあと，自分の唾液を繰り返し嚥下してもらいます．30秒間に3回以上の空嚥下ができれば，正常とします．ポイントは，喉頭挙上の観察です．喉頭挙上が不十分であったり，30秒間で1回程度の空嚥下の場合には，誤嚥の可能性が高くなるので，歯科処置は慎重に行う必要があります．

(2) 改訂水のみテスト（表11-2）

反復唾液嚥下テストで3回程度の空嚥下が確認されたあと，3 ccの冷水を実際に飲水してもらい，嚥下の状態やむせの程度を確認します．水のみテストを行うことで，酸素飽和度の低下や咽喉頭残留音などを確認することができます．

VF（嚥下造影検査）の説明

表11-2　改訂水のみテスト

点数	判定基準
1	嚥下なし　むせる and/or 呼吸の変化あり
2	嚥下あり　むせない and 呼吸の変化 or 湿性嗄声
3	嚥下あり　むせる，湿性嗄声（あり/なし）
4	嚥下あり　むせない，湿性嗄声なし
5	4に加え，追加運動が30秒以内に2回可能

※可能ならば2回嚥下してもらい，最も悪い動きを評価します．
(才藤ら，1999より)

姿勢を確保しましょう

(1) リクライニング位（図11-1）

座位の場合には，気管は前方，食道は後方に，臥位の場合には，気管は上方，食道は下方になります．臥位では，胃や食道から咽頭，喉頭に逆流しやすくなります．誤嚥を予防する体位は，臥位から頭を30度高くした30度リクライニング位が推奨されます．通常のリクライニング位は頭部が伸展し，その結果，気道確保の状態になります．この状態で注水下での歯科治療を行うと，誤嚥につながります．必ず枕などを用いて頭を屈曲させるように心がけます．

(2) 側臥位（図11-2）

　体幹に障害がある場合には，健側に体幹を傾けると，重力により食塊や液体は体の下側を通過します．つまり，患側を上方に，健側を下にした側臥位は，健側への一側性通過が可能になります．注水を必要とする口腔ケアや歯科治療を行う場合には，体幹の麻痺の有無を確認し，適切な体位を確保するように努めることが重要です．

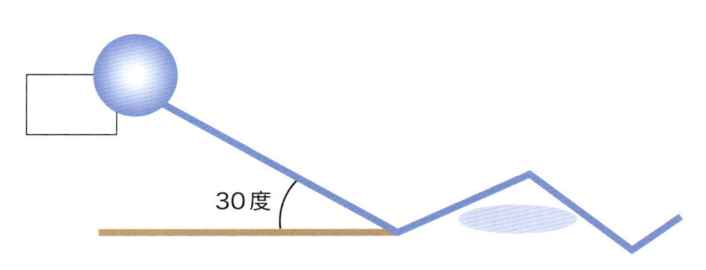

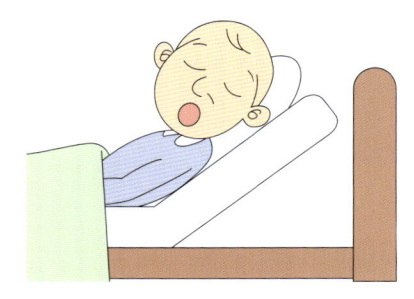

図11-1　30度リクライニング位

図11-2　側臥位
　体幹に麻痺がある場合，健側を下にして，患側を上にします．その理由として，健側を下にすることによって，重力により麻痺側への咽喉頭侵入を防ぐ狙いがあります．その際，ベッドアップは30～60度が推奨されます．また，顔を健側へしっかり横向きにさせ，頭部後屈が起こらないように，枕などの使用を考慮します．

特に，不顕性誤嚥に気をつけましょう

　本人が意識しないで起こる誤嚥，家族や主治医が気づかない状況で起こる誤嚥を，不顕性誤嚥といいます．特に，脳梗塞のある高齢の患者さんに多くみられます．嚥下造影検査を行っても異常所見はみられません．日中の食事も普通に摂取されていることが多く，むせや咳き込みなどはみられません．しかし，睡眠中の唾液のたれ込みなどが起こり，その結果，免疫力の低下している高齢者などは，日和見感染的に不顕性誤嚥から誤嚥性肺炎に移行するといわれ，日ごろの口腔ケアが不顕性誤嚥→誤嚥性肺炎の予防に重要といわれています．

　歯科診療室内での口腔ケアや歯科処置時，不顕性誤嚥を念頭におき，安全な姿勢の確保，長時間の口腔内診査や歯科治療は，なるべくさけるように心がけることが大切です．

参考文献
1) 神部芳則，勝又明敏 編：はじめましょう摂食・嚥下障害のVF検査，学建書院，2014
2) JOHNS：誤嚥と嚥下性肺炎 疑問に答える，東京医学社，2012

症例 1
84歳，男性

主 訴

左側上顎歯肉の腫脹

現病歴

2013年3月，左側上顎の腫脹を主訴に近歯科を受診し，点滴による治療を受けたものの症状の改善がなく，当科に紹介されました．

既往歴
・脳梗塞（77歳）
・右側片麻痺（77歳）
・糖尿病（80歳）
・高血圧（78歳）

内服薬：商品名
　ガスター（潰瘍）
　バイアスピリン（抗血栓，脳卒・認）
　タナトリル（糖尿・降圧）

口腔内所見

全顎的にプラーク付着，歯石沈着，舌苔付着，口臭がありました．
口腔清掃状態は，きわめて不良でした（図11-3）．

治療の開始

〈口腔ケア開始前〉

患者さんは右片麻痺があり，セルフケアは行っていましたが，ほとんど磨けていない状態でした．そのため，全顎的にプラークの付着，歯石沈着，舌苔付着，口臭，歯肉炎や多数のう蝕がありました．

〈口腔ケア開始時の血液検査の結果〉
白血球数　6,300/μL
赤血球数　255万/μL
ヘモグロビン　8.0 g/dL
血小板数　26.3万/μL
HbA1c　6.5%
CRP　7.18 mg/dL

左上顎悪性腫瘍の臨床診断で全身精査を行った結果，手術は困難と判断され，放射線治療単独の方針となりました．口腔内の汚染が重度であり，嚥下障害と，さらに，放射線療法による粘膜炎の悪化が予想されたため，入院6日目より専門的口腔ケアの介入となりました．

〈問題点〉
○右片麻痺によるセルフケア困難
○嚥下機能の低下
○口腔粘膜炎による痛み

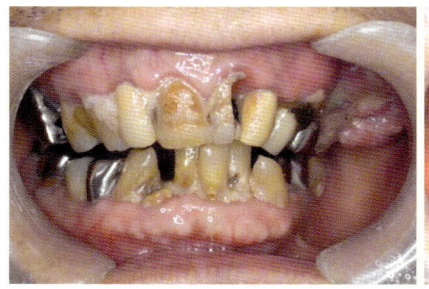

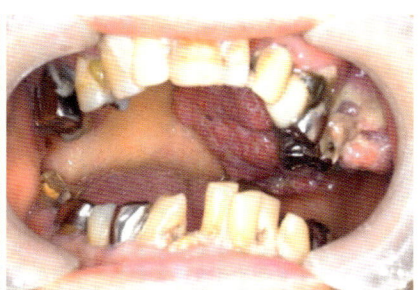

図11-3　初診時口腔内写真

誤嚥を防ぐために安定した体位を設定しました．60度リクライニング位に設定し，頭部屈曲位の体位をとりました．また，右片麻痺があるため頸部を患側に向けて咽頭部を狭くし，誤嚥を防止しました．

　患者さんはバイアスピリン®を服薬しているため，出血にも注意が必要でした．そのため，軟毛ブラシとスポンジブラシを使用し，歯肉に傷をつけないようにしました．

　腫瘍の周囲は，刺激しないように行わなければならないため，タフトブラシと重曹水に浸した綿球を使用し，愛護的に行いました．

　粘膜炎の予防には，頻回の含嗽が重要です．含嗽は，アズノール®うがい液によるうがいを，1日6～7回，含嗽するときは座位にし，前傾姿勢で，誤嚥させないように注意して行いました．

　放射線療法開始当初は，ブラッシングと頻回の含嗽に加え，口腔乾燥の悪化に備えてジェルタイプの保湿剤の使用を開始しました．

　口腔粘膜炎の出現後は，粘膜炎へのアズノール®軟膏塗布と鎮痛剤入りの含嗽剤（キシロカイン含有アズノール®うがい液）を使用し，疼痛軽減に努めました（図11-4）．

　放射線療法が進むにつれ，徐々に口腔乾燥が悪化し，痂皮状の付着物が多くみられるようになったため，保湿剤による軟化を行い，スポンジブラシ，歯間ブラシ，ピンセットなどを用いて除去しました．

〈口腔ケアのポイント〉
○口腔ケア時に誤嚥させないよう，安全な体位を設定します．
○全身状態の確認と内服薬のチェックを行います．
○放射線療法による粘膜炎の予防のため，治療開始前より口腔ケアを開始します．
○口腔内の状態に合わせて口腔ケア用品を選択します．

〈口腔ケア用品〉
　歯ブラシ：ヘッドが小さく，やわらかいものを選びます．
　スポンジブラシ：ヘッドは，あまり大きすぎず，キメの細かいものを選びます．
　重曹水：舌苔の除去に有効です．
　歯間ブラシ：細かい場所の清掃に優れています．
　タフトブラシ：狭い部分まで細かく磨くことができます．
　保湿剤：口腔乾燥が重度で，嚥下障害がある場合には，ジェルタイプを使用します．

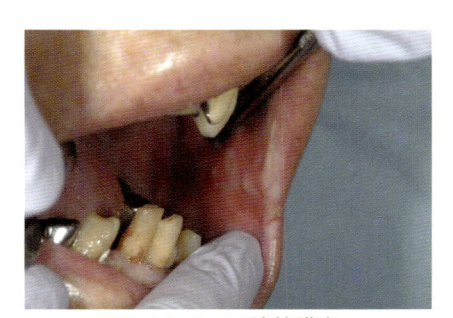

図11-4　口腔粘膜炎

症例 2
73歳，男性

主訴
嚥下評価の依頼

現病歴
頸部食道がんの診断にて，頸部食道切除・遊離空腸再建術術後で，痰やむせが多いため嚥下障害が疑われ，嚥下機能の評価を目的に，当科にコンサルトされました．

既往歴
- 慢性腎臓病（62歳）
- 高血圧症（63歳）
- 脊柱管狭窄症（68歳）
- 高尿酸血症（72歳）

内服薬：商品名
コニール（降圧，狭心）
ガスター（潰瘍）
ヘルベッサー（降圧，狭心，不整脈）

口腔所見
軽度のプラークや歯石の沈着，舌苔の付着があり，口腔清掃状態は不良でした．

治療の開始
〈口腔ケア開始時の血液データ〉
白血球数　4,600/μL
赤血球数　313万/μL
ヘモグロビン　10.7 g/dL
血小板数　18.8万/μL
CRP　7.18 mg/dL
BUN　13 mg/dL
Cr　1.36 mg/dL
AST　27 IU/L
ALT　27 IU/L

初診時に嚥下障害が疑われ，簡易検査を行いました．反復唾液嚥下テストは3回行いました．改訂水のみテスト（p.66参照）では，3点でむせがみられ，痰も多いことから，嚥下障害と診断しました．

最初は間接訓練から開始することになり，当院，言語聴覚士に嚥下訓練を依頼し，さらに，当科でも嚥下訓練と口腔ケアの介入となりました．

間接訓練から2週間後，嚥下造影検査を行いました（図11-5）．喉頭侵入・誤嚥がみとめられ，直接訓練は誤嚥のリスクが高いため間接訓練継続となり，さらに2週間後，嚥下造影検査を行い，誤嚥がみられなかったため，経口流動食にて直接訓練開始となりました．

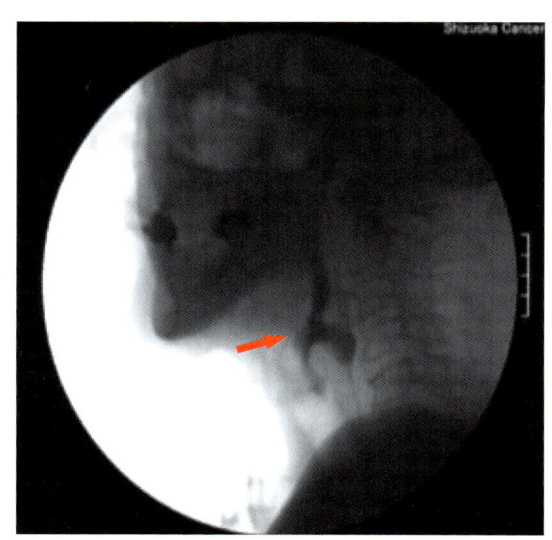

図11-5　喉頭侵入・誤嚥

〈問題点〉
○痰が多く，むせやすい．
○水で誤嚥しやすい．
○口腔清掃状態が不良

　まず，口腔ケアの動機づけとして，口腔内の清掃状態不良により肺炎を起こす可能性が高くなるため，基本的な口腔ケアが必要なこと，また，むせの状態を改善するために，嚥下訓練が重要であることを説明しました．

　頻回の含嗽は，口腔内細菌数を減らすためには重要ですが，水により誤嚥する可能性が高いため，含嗽時は，前傾姿勢にて，リンシング（ブクブクうがい）のみを，注意して行うように指示しました．

　間接訓練として，言語聴覚士によるアイスマッサージ，空嚥下，うなずき嚥下の獲得，咳嗽訓練が開始されました．

　歯石の除去に際しては，座位に設定し，頭部前屈位の体位にて，誤嚥をさせないように注意深く吸引しながら行いました．

〈口腔ケアのポイント〉
○手術後は，患者さんの体力低下，嚥下障害により口腔内の細菌が肺に入りやすくなります．肺炎を予防するためには，口腔ケアを徹底することが重要です．
○含嗽やスケーリングによる誤嚥を防ぐため，安全な体位を設定します．
○間接訓練は，唾液を飲み込む訓練が多いため，口腔清掃後のきれいな状態で行います．

〈口腔ケア用品〉
　歯ブラシ：あまりかたくない，持ちやすいものを選びます．
　舌ブラシ：2％重曹水を含ませながら使用します．

食道がんと嚥下障害

　食道は，のどと胃をつなぐ，長さ25 cm，太さ2～3 cmの臓器で，手術は，食道だけでなく，のどや胃に及ぶこともあり，ほかの消化器がんの手術に比べると負担が大きく，侵襲度の高い手術の1つです．

　食道がんは，男性に多く，喫煙や飲酒，歯をあまり磨かないなど，生活の悪習慣を伴うことが多いのが特徴です．

　食道がん術後の合併症として，声帯の動きを調節する神経（反回神経）の麻痺に伴う嚥下障害や，それに伴う肺炎，創部感染などがあります．今回の手術では，頸部食道の切除により反回神経麻痺が出現し，それに伴う嚥下障害が出現したと考えられます．

12 血液疾患の患者さんが来院したら

Check Point 1　口腔ケア前

- [ ] バイタルサインのチェック
  血圧，脈拍，呼吸数，SpO_2，体温
- [ ] 血液疾患の特徴と治療経過の把握
  代表的な血液疾患と特徴

Check Point 2　口腔ケアの開始にあたり

- [ ] 易出血性
- [ ] 易感染性
- [ ] 治療に伴う副作用や併発症
- [ ] 血液疾患に伴う口腔粘膜疾患

Check Point 3　口腔ケア中

危険なサイン
- [ ] 持続する出血，発熱，内出血斑，感染

まず血液疾患について知りましょう

　血液疾患ときいて何をイメージするでしょうか．貧血，白血病，血が止まらないなど，たくさんあり，その治療方法もさまざまです．著者の勤務する大学病院には，日常臨床で多くの血液疾患の患者さんが来院されます．多くは，抜歯や化学療法前の歯科治療の依頼です．

　なぜ，単純な抜歯や歯科治療で大学病院に紹介されるのかというと，歯科および口腔外科処置に伴う合併症や治療にあたり漠然とした不安があるからだと思います．たしかに「易出血性」，「易感染性」，つまり，出血しやすく止血困難なことや，感染を生じやすい場合もあり，特に，口腔外科処置前は慎重に評価してから治療を行うことが鉄則です．

　しかし，どのような疾患であっても，基本は，「ブラッシング」からはじまります．その中心を担うのが，歯科衛生士さん，つまり，本書を読んでいるあなたです．「血液疾患があるから，怖くて口腔ケアができない」とならないようにするには，まず血液疾患をもつ患者さんの，口腔ケア時のポイントをおさえておく必要があります．

　本章では，歯科衛生士が，口腔ケアや処置時に注意すること，必ず覚えておくことに的を絞って記載します．

歯科治療前の評価をしっかり行いましょう

（1）バイタルサインのチェック

　口腔ケア前のバイタルサイン（血圧，心拍数（脈拍），呼吸数，SpO₂，体温）をチェックします．血液疾患は全身疾患です．体が出しているサイン（バイタルサイン）を確認しておくことは，とても重要です．異常値が生じていたら主治医に報告して，指示を仰ぎます．患者さんは「大丈夫」といっても，体は悲鳴をあげていることもあります．

（2）血液疾患の特徴と治療経過の把握

　患者さんが血液疾患で治療を受けている場合には，その治療経過を把握しておきましょう．「血液疾患は種類が多くて，全部覚えるのはちょっと・・・」というのが本音でしょうか．

　代表的な疾患を参考までに記載しておきます．時間のあるときに学べばよいと思います．まず血液疾患の特徴を覚えておくと，自分の施設で口腔ケアを行うことができるかどうかの判断ができます．

a　血液疾患の特徴

　血液は骨髄でつくられます．つまり，骨髄に影響が生じると血液に異常が生じるため，血液の機能が障害されるのです．

　血液の成分には赤血球，白血球，血小板，血漿があります．赤血球に異常が生じると貧血に，白血球に異常が生じると感染症に，血小板や血漿に異常が生じると止血困難になります．血液のがんである白血病やリンパ腫では，白血球やリンパ球ががん化して正常な機能がはたせなくなり，感染や出血を生じます．

　血液疾患をもつ患者さんが来院したら，血液の機能に異常があることを思い出しましょう．

b　治療経過の把握

　主治医に，治療状況と処置時の留意事項について問い合わせ，患者さんの状態，治療状況を確認しましょう．

　治療計画についても確認しておきます．後述しますが，骨髄移植などを予定している場合には，菌血症を引

き起こす可能性があるスケーリングなどの処置は、「時期」に注意します．また、抗がん剤による治療などで免疫力が低下すると、口腔カンジダ症やヘルペスを、抗がん剤の副作用では口内炎を、ビスホスホネート系薬物（BP製剤）を使用している場合には、ビスホスホネート系薬物関連顎骨壊死（BRONJ）を起こすことがあります．主治医に確認しておきましょう．

評価のポイント

1　血が止まりにくいか

血友病、血小板減少性紫斑病（ITP）、再生不良性貧血、白血病や肝機能異常の患者さんは、血が止まらないことがあります．内科主治医から情報提供を受けて、血が止まりにくいかどうか確認しましょう．

2　感染しやすいか

特に、白血病は、汎血球減少症といって血液成分（細菌と戦う成分のほかに血を止める成分、酸素を運ぶ成分）のすべてが減少します．正常な血液の機能がはたせなくなるため感染、出血、貧血などの症状が生じます．

3　治療に伴う副作用や併発症は生じていないか

抗がん剤：口内炎、口腔カンジダ症、ヘルペス感染、味覚異常など

ビスホスホネート系薬物：BRONJ

4　代表的な血液疾患と特徴

血液疾患はとても多く、代表的な疾患をあげます．

赤血球系の疾患：鉄欠乏性貧血、再生不良性貧血など．

造血器腫瘍：白血病、リンパ腫、骨髄腫など．

出血・血栓性疾患（血小板、血管壁、血漿の異常）：特発性血小板減少性紫斑病、血友病、播種性血管内凝固症候群（DIC）など．

口腔ケアの開始にあたり，次のことに注意しましょう

臨床情報を得たら、次は実践です．次の注意点を守りましょう．

(1) 易出血性

血を止めるのは、血液中の血小板と凝固因子です！

血友病や、血小板数5万/μL以下の場合には、血が止まらなくなります．また、血友病の場合には、凝固因子を投与しないと止血できません．歯肉縁下や歯周炎の炎症が著しく、通常のブラッシングでも止血困難な場合には、内科主治医に連絡して指示を仰ぎましょう．

血小板数5万/μL以上で、凝固因子に問題がなければ、通常の口腔ケアを行います．多くの場合、圧迫することで止血できます．

(2) 易感染性

白血病は、血液の正常な機能が低下しているため、出血、感染、貧血などを生じます．特に、易感染性のため口腔内を清潔に保つことが大切です．不潔にしておくと、菌血症から敗血症（血液に細菌が入り、重症）を起こします．治療は、化学療法が行われますが、治療中に感染が生じると致命的になるので、治療前に歯科受診を勧められることが多いようです．

口腔ケアに際しては、歯肉縁下スケーリングなどを行うと菌血症を生じることがあるので、主治医に確認しておきます．また、骨髄移植に際し、自己血貯血（自分の骨髄を採取して、がん細胞を除去したのち再度その骨髄を体内に戻すための処置）を予定している場合にスケーリングを行うと、菌血症を起こす可能性があります．

❗処置2週間前のスケーリングは禁止です．自己血貯血の時期を確認しておきましょう．

(3) 治療に伴う副作用と併発症

治療に伴い口内炎、ヘルペス感染症、口腔カンジダ症などが生じることがあります．免疫が低下し、易感染状態になっているので、血液疾患の治療と並行して治療を開始してもらいます．BRONJが生じると治療が中断されることがあります．リスク要因となる禁煙指導や歯周病の治療も早期に行いましょう．

(4) 血液疾患に伴う口腔粘膜疾患

鉄欠乏性貧血では，口角炎，紅斑を伴う平滑舌，舌の疼痛を生じることがあります．また，鉄欠乏性貧血に伴って生じる萎縮性舌炎，嚥下困難，スプーン状爪，口角炎などを伴う病態を，プランマー・ビンソン症候群といいます．

悪性貧血では，舌乳頭萎縮，赤い平滑な舌がみられ，舌の灼熱感，味覚異常，疼痛を生じることがあります．これは，ハンター舌炎といわれ，ビタミン B_{12} 欠乏，または吸収障害によって生じる悪性貧血の症状です．

❗そのほか，白血病では，歯肉出血，歯肉増殖，急性壊死性潰瘍性歯肉炎が生じることがあり，血友病では，歯肉出血や血腫を生じることがあります．

清掃器具，歯磨剤や洗口剤の選択（アルコールフリーなど）時に，痛くないものや，しみないものを選択するようにします．

口腔ケア中は，次のことに注意しましょう

血液検査結果は，たとえ問題がなくても，口腔ケア中に持続する出血や口腔粘膜下の出血斑（特に，血液疾患の診断を受けていない場合），感染（発熱，排膿など）など，危険なサインが生じている場合があります．歯科受診で，はじめて血液疾患と診断される患者さんもいます．注意して口腔ケアを行いましょう．これらのことを意識していれば，基本的な口腔ケアは可能です．また，無理をせず，主治医と連携することを忘れてはいけません．

特に，出血しやすい患者さん（血友病，再生不良性貧血，血小板減少症など）では，ブラッシングによる出血を恐れ，歯周病が増悪し，悪循環となっていることが多くみられます．感染を生じている場合には，早期に感染を制御するための投薬が必要です．主治医と相談して，まず消炎したのち，歯科衛生士によるブラッシングを頻回に行います．特に初期は，セルフケアを恐れるので歯科衛生士の介入が必要です．徐々にブラッシングの効果が現れ，出血は減少します．この効果を実感してもらうまでが勝負です．この段階で，患者さんはブラッシングの効果を自覚でき，モチベーションを高く維持することができます．歯科衛生士さんの情熱が伝わると，患者さんの生活を一変させることができます．

最後に

著者の経験した患者さんは，血小板減少により頻回に口腔内出血を繰り返し，輸血も頻回であり，初診時は言葉少なく，希望も何もないような暗い表情でした．口腔ケア開始直後は，出血を極度に恐れていましたが，週に何度も歯科衛生士とともにブラッシングを重ねていくことで口腔内出血は減少し，その効果を実感されました．徐々に口臭や出血がなくなり，食事も楽しみの時間に変わり，別人のように表情も明るくなっていきました．患者さんは，人生が「ブラッシング」でドラマチックに変わったことに大変驚き，喜んでおられました．

この経験は，口腔ケアを情熱的に行った歯科衛生士にも大きな自信と誇りを与え，その責務を再認識させたようです．この章を読んでいただいている皆さんが，血液疾患に伴う口腔症状で悩んでいる患者さんと出会ったとき，ぜひ歯科衛生士としての力を発揮してくださることを期待しております．

症例 1
41歳, 女性

主 訴

急性骨髄性白血病（AML）（M4）に対しがん化学療法を行い，その後，臍帯血移植を予定しているため，口腔内をみてほしい．

既往歴

- 急性骨髄性白血病（40歳8か月～）
- 子宮筋腫（10年以上前に指摘）

使用薬物：商品名

CA療法（旧CAG療法）
キロサイド
アクラシノン
ジーラスタ

全身所見

身長　152.5 cm
体重　47.3 kg
BMI　20.34（やや痩せ型）
顔貌　やや蒼白気味

血液検査結果

白血球数　1,300/μL
赤血球数　254万/μL
ヘモグロビン　8.3 g/dL
ヘマトクリット　23.8%
血小板数　7.6万/μL
CRP　0.12 mg/dL
PT成績　12.6秒
PT対照　11.5秒
PT-INR　1.09
APTT成績　31.5秒
APTT対照　29.9秒
PT%　87.5%

口腔内所見

口腔内全体に補綴物が多く，そのうち連結冠も多くみられ，健全歯が7歯しかありませんでしたが，う蝕はみられませんでした．

口腔内清掃状態は不良で，特に，下顎前歯部舌側には多量の歯石沈着がみられ，歯肉は腫脹・発赤が目立っていました（図12-3）．

歯周病基本検査の結果

全顎にわたり歯周ポケット5 mm以上で，臼歯部では10 mmを超える部位も多くみられました（図12-1）．そのため動揺が著明で，半数以上の歯が抜去の適応でしたが（図12-2），血液内科の主治医より「好中球減少状態（ナディア）にあり，抜歯は厳しい」との返事で，抜歯可能な状態になってから行うことになりました．

治療の開始

初診日から臍帯血移植日までの期間が短かく，また，初診時から1週間に二度，白血球数1,300/μLで，無菌室に入院していたため，往診し，口腔ケ

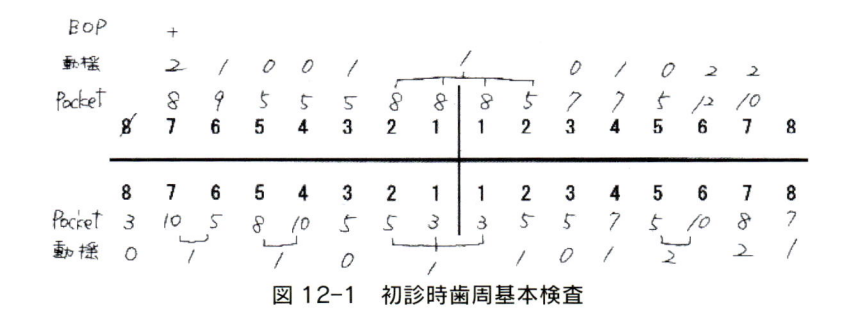

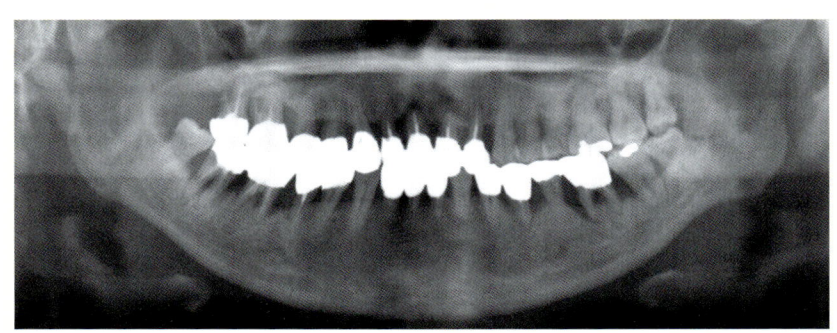

図12-1　初診時歯周基本検査

図12-2　初診時パノラマエックス線写真

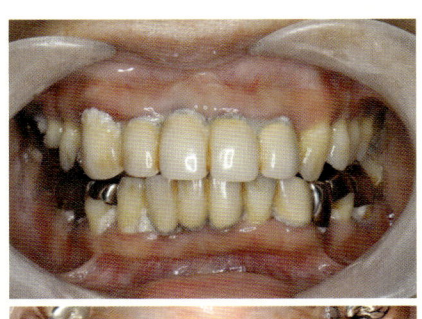

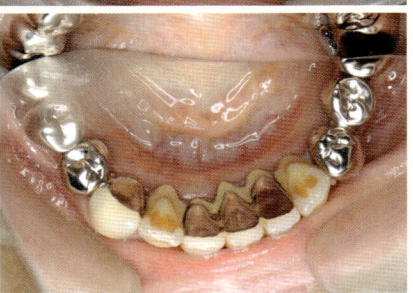

図12-3　初診時口腔内写真

アを行いました．

普段から歯磨きは，4〜5回/日（起床時，毎食後＋おやつ後）行っており，歯ブラシにも気をつけてシステマ®タイプを使用しているとのことでした．歯頸部にプラークの停滞が多いため，歯ブラシを歯頸部に当てることと，1歯に対して，もう少し当てる回数を増やすようにブラッシングのポイントを説明しました．

〈初診から3日後〉

初診時よりもプラークの付着量は減少していましたが，歯頸部にはまだ付着していました．そこで，システマ®タイプの歯ブラシから，やわらかめの歯ブラシ，タフト24®に変えて，再度，歯ブラシを歯頸部に当てるように指示しました．

〈初診から1週間〉（図12-4）

全体的にプラークの付着量も減少し，歯肉の状態も発赤が改善されてきていました．また，以前から気になっていた下顎前歯部舌側の歯石を，ハンドスケーラーで歯肉を傷つけないように，慎重にスケーリングを行いました．

〈臍帯血移植2日前〉

前回スケーリングを行った部位は，「出血などの問題はなかった」とのことでした．また，歯肉の発赤・腫脹は，ほぼ改善されてきましたが，このころから「舌が少し白っぽくなってきた」ため，病棟医より2％重曹水が処方されていたので，スポンジブラシを使用して清拭するように説明しました．

〈臍帯血移植5日後〉

移植直後の往診は，体調を考慮してさけ，移植後5日目に往診すると，頬粘膜の腫脹がみられ，歯列の圧痕が著明でした．病棟医より処方されたアズノール®含嗽剤を使用して頻回の含嗽と，移植直前より使用していた2％重曹水を使用してスポンジブラシによる清拭を行うように説明しました．

〈臍帯血移植8日後〉（図12-5）

白血球数はカウントできない値でした．口腔内全体的に急性移植片対宿主病（GVHD）と思われるびらんがみられ，あまり開口できない状態でした．病棟医よりキシロカイン®入りの含嗽剤が処方され，「こまめに含嗽している」とのことでしたが，キシロカイン®による麻酔効果のため，唾液の飲み込みがむずかしく，常に吸引器を使用している状態でした．スポンジブラシによる清拭を継続していただき，可能であれば口底部も清拭するように説明しました．

〈臍帯血移植12日後〉（図12-6）

頬粘膜の腫脹はだいぶ改善されてきていました．口底部は，あまり変化がないため，スポンジブラシによる清拭を継続していただくよう再度指示しました．

〈臍帯血移植15日後〉

口腔粘膜のびらんが一部にみられるものの，全身状態は改善傾向にあり，歯ブラシによるブラッシングの再開を説明しました．

〈臍帯血移植22日後〉

粘膜は問題ない状態で，口腔内清掃状態も良好だったので，引きつづき口腔内清掃を継続してもらうことにしました．

本症例は，重度の歯周病がありましたが，化学療法中も急性化することなく経過しました．本来は，治療開始前に口腔内を十分に評価したうえで治療に臨むのが原則です．しかし，特に急性白血病などでは，早急に化学療法を行うこともまれではありません．本症例でも，すでに化学療法が行われていました．主治医と全身状態および口腔内状態の情報を共有して口腔内の管理を行うことが大切です．

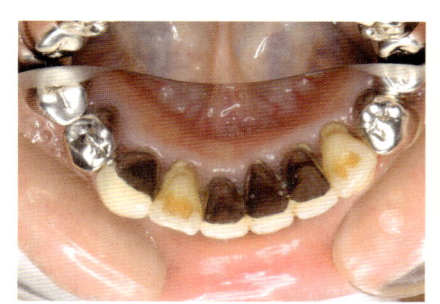

図12-4　下顎前歯部スケーリング後

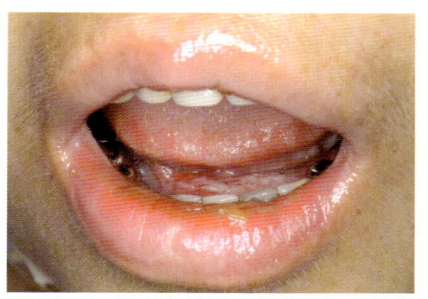

図12-5　臍帯血移植8日後：開口障害

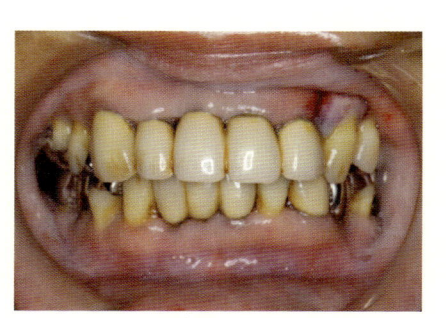

図12-6　臍帯血移植12日後

症例 2
30歳4か月，女性

主 訴

難治性リンパ腫にて全身放射線照射を含む前処置として同種移植を計画しているので，口腔内を検査してほしい．

現 症

・結節硬化型ホジキンリンパ腫
　Stage ⅣA
　両肺に多発陰影がみられ，左腋窩リンパ節ならびに左第6肋骨周囲に浸潤像がみられました．

現病歴

201X年
・2月：全身掻痒感自覚
・3月：感冒様症状と咳嗽↑
・5月：頸部LN腫大（＋）
・6月：近医にてCT検査
　ホジキンリンパ腫と診断
　Stage ⅡAX
〜11月：ABVD療法，計6コース施行．終了時点のCTにて2cm程度の残存を指摘
201X年
・1月下旬〜2月中旬：放射線治療
　頸部＋縦隔LN領域
　照射22.4Gy＋PET残存部29.6Gy
・7月中旬：右大腿のしびれあり，MRI施行．腰仙椎レベルに明らかな異常所見なし．両側肺底部に結節性病変の疑い
・8月上旬：胸部CT
　照射野外である両肺に結節性病変
・8月中旬：PET-CT
　両肺下葉優位に結節群，左腋窩リンパ節，左第6肋骨周囲の胸壁腫瘤に異常集積
　→ホジキンリンパ腫の再燃病変と合致．Stage ⅣAと診断

使用薬物：商品名

ジェムザール（抗悪性）

全身所見

身長　152.3 cm
体重　51.6 kg
BMI　22.25（やや痩せ型）
体表面積　1.468
顔は，左右対称で，異常所見はみられませんでした．

血液検査結果

白血球数　2,300/μL
赤血球数　300万/μL
ヘモグロビン　10.4 g/dL
ヘマトクリット　30.5％
血小板数　8.9万/μL
CRP　0.06 mg/dL
PT 成績　12.5秒
PT 対照　11.5秒
PT-INR　1.08
APTT 成績　36.6
APTT 対照　29.9
PT％　71.1％

口腔内所見

右下1が失活歯のため変色しているほかは，歯石沈着，う蝕や歯冠修復物もなく，きれいな状態でした（図12-7）．口腔内全体的に清掃状態は良好で，歯肉の発赤や腫脹もなく，歯周ポケットは2〜3mm程度で，正常範囲でした（図12-9）．左下8半埋伏歯が遠心傾斜の状態で，遠心歯肉の一部が被覆しており，抜去の適応と考えられました（図12-8）．しかし，「移植まで外来化学療法を継続している状況で抜歯を先行させるのであれば，化学療法を一時中断する必要があり，同埋伏歯が今後感染源となるリスクと化学療法を中断するリスクを比べると，化学療法を中断したほうが現状ではリスクが高くなる」と，血液内科の主治医から指示を受けました．当科でも検討した結果，今までの化学療法中にも炎症を起こしていないことや，患者さん自身による清掃状態も良好なことから，保存的に経過をみることになりました．

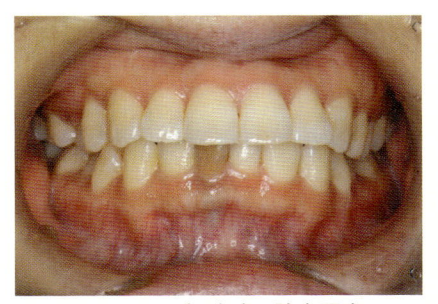

図12-7　初診時口腔内写真

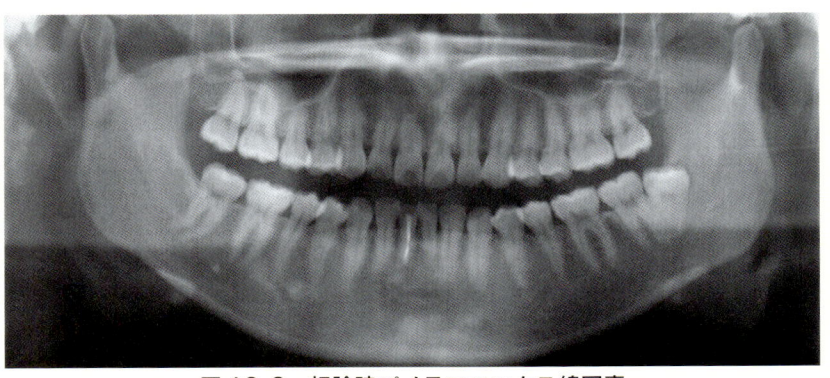

図12-8　初診時パノラマエックス線写真

治療の開始

初診時から1週間に1度，口腔内清掃状態の確認に，入院している無菌室に往診しました．口腔内の問題所見はまったくない状態でしたが，左下8の遠心歯肉が被覆している部分についてタフトブラシの指導を行い，口腔内清掃を継続するように伝えました．

〈非血縁者間骨髄移植直前〉

訪室した際には，口腔内の問題はみられませんでした．

〈骨髄移植直後〉

病棟担当医より2％重曹水が処方されており，スポンジブラシによる口腔内清掃時に使用してもらうことにしました．

〈骨髄移植5日後〉

舌白苔がみられ，舌縁部や頬粘膜に歯の圧痕が目立つようになってきたので，保護シーネを装着しました．また，スポンジブラシによる舌の掃除を開始しました．

〈骨髄移植7日後〉

病棟担当医より4％アズノール®含嗽剤が処方されていたので，まめに含嗽してもらいました．スポンジブラシによる口腔内清掃により舌白苔は改善され，舌縁部の圧痕もやや改善傾向にありました．

〈骨髄移植10日後〉（図12-10）

骨髄移植による急性GVHDの症状と思われる舌小帯から舌下小丘付近にかけての潰瘍がみられるようになりました．舌には白苔はみられませんでしたが，頬粘膜は，左右ともに歯の圧痕や潰瘍がみられたため，シーネの装着を継続していただくとともに，キシロカイン入りアズノール®含嗽剤に変更して，継続してスポンジブラシによる口腔内清掃を行いました．

〈骨髄移植12日後〉

両側頬粘膜および舌下部は，上皮化傾向で，「唾液を飲み込むときも，だいぶ楽になってきた」ということで，状態が安定しつつあるようでした．

〈骨髄移植13日後〉（図12-11）

舌下部，頬粘膜に発赤はなく，潰瘍が消失してきており，「痛みも良くなってきて，落ち着いてきている」ということで，体調に合わせて，歯ブラシによる清掃をしてもらうことにしました．

〈骨髄移植17日後〉

右側舌縁に小さい口内炎がみられましたが，「歯ブラシによる歯磨きが可能になった」とのことで，歯ブラシの使用をしていただくことにしました．

〈骨髄移植24日後〉

口腔内の状態や清掃状態も良好になり，粘膜の発赤やびらん，潰瘍などもなく，経過良好でした．

その後も数回往診し，診察を行いましたが，特に問題はなく，非血縁者間骨髄移植後40日目で，口腔外科での診察は終了しました．

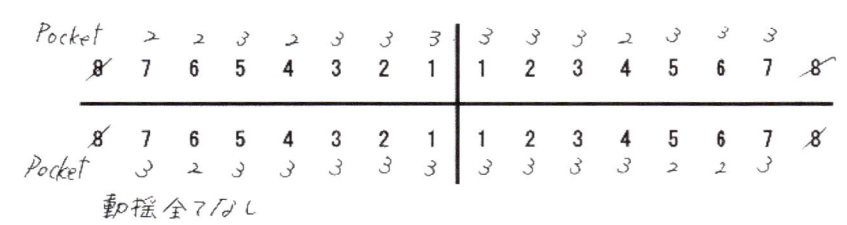

図12-9 初診時歯周基本検査

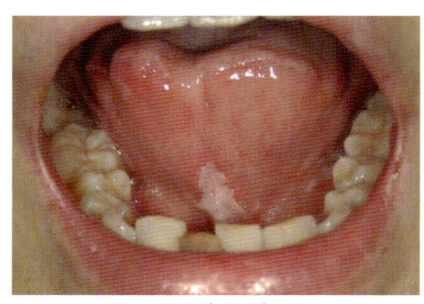

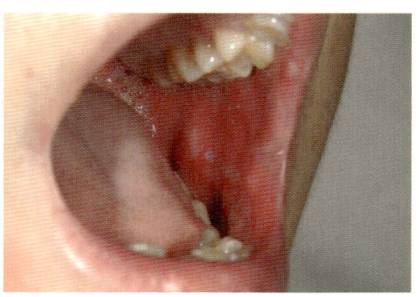

図12-10 骨髄移植10日後
a：舌下部
b：左側頬粘膜

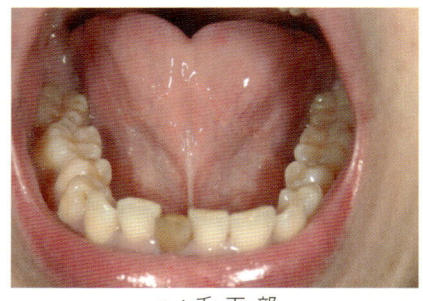

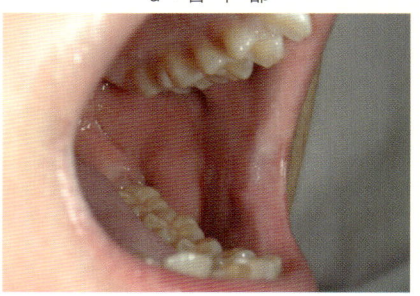

図12-11 骨髄移植13日後
a：舌下部
b：左側頬粘膜

症例 3
49歳8か月，男性

主訴
左側下顎蜂巣炎の消炎をしてほしい．

現病歴
10月下旬より左下顎大臼歯部の疼痛を自覚し，翌日には左側頬部の腫脹が出現しました．さらに翌日，近歯科医院を受診し，内服薬を投与されました．また，同日中に点滴を行いましたが，3日後，顎下部にまで腫脹が波及したため，当科受診となりました．

既往歴
・虫垂炎（14歳）：現在加療なし
・胃潰瘍（30歳）：現在加療なし
　胃痛自覚の際のみ市販の胃薬を服用
・糖尿病（49歳）：食事療法のみ

家族歴
長男：肺動脈閉鎖不全症でフォンタン手術施行
母方の祖母：詳細不明だが，出血が止まりにくかったことがある．
父：中学のころまで，月に1，2回，鼻血が出ていたが，それ以降はない．
次男：3～4か月に1回，鼻血が出る．

血液検査結果
白血球数　11,400/μL
赤血球数　476万/μL
ヘモグロビン　16.3 g/dL
ヘマトクリット　47.3%
血小板数　21.8万/μL
CRP　3.97 mg/dL
凝固第Ⅷ因子活性
　72.5秒，9.1%
血糖値　155 mg/dL
HbA1c　7.1%
PT成績　11.7秒
PT対照　11.5秒
PT-INR　1.02
APTT成績　48.9秒
APTT対照　29.9秒
PT%　105.0%

全身所見
身長　156.8 cm
体重　74.4 kg
BMI　30.26（やや肥満）

左側頬部から顎下部まで腫脹がみられました（図12-12）．

アレルギー，輸血歴：なし
喫煙：30本/日（18歳～）
飲酒：ビール500 mL 2本/日
　（29年間）

口腔内所見
左下7の根尖性歯周炎由来で根尖まで骨吸収がみられ（図12-13），同部が原因で左側頬部から顎下部蜂窩織炎のため，開口量の制限がありましたが，口腔内清掃状態はおおむね良好でした．しかし，長期間の多量の喫煙により下顎前歯部舌側には歯の着色が著明でした．付着歯肉は，メラニン色素沈着により黒色状をしており，歯間乳頭は，全体的にやや丸みを帯びていました（図12-15）．

歯周基本検査の結果（図12-14）
歯周ポケットは，ほとんどの部位で2～3 mmでしたが，臼歯部では4 mmのところもあり，右下7の頬側遠心は8 mmで，骨吸収がみられました．また，歯周ポケット検査時，出血がみられる部位が2か所ほどありましたが，点状にわずかに出血する程度でした．

治療の開始
〈初診時〉
　開口障害がみられましたが，発熱は

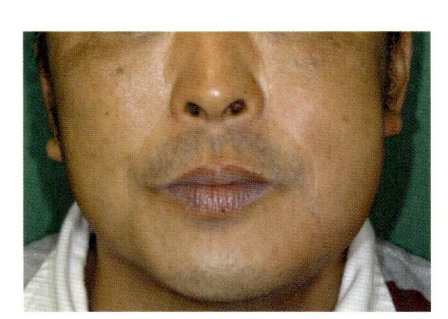

図12-12　顔貌所見

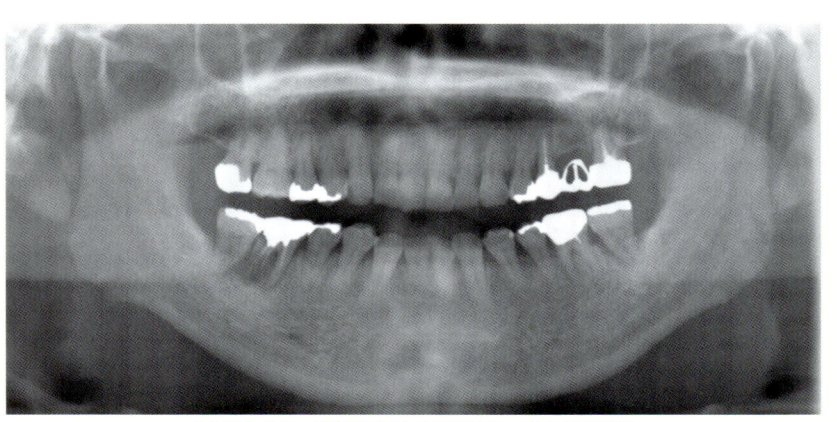

図12-13　初診時パノラマエックス線写真

ありませんでした．左側頬部から顎下部にび漫性腫脹や発赤がみられ，圧痛軽度の状態でした．

初診時の採血結果により，第Ⅷ因子欠乏症が疑われ，入院下消炎の方針で血液内科にコンサルトし，軽度の先天性血友病の可能性があると診断され，第Ⅷ因子製剤（コージネイト® FS 2000 単位）を投与し，投与後 30 分後と翌日に第Ⅷ因子の検査の指示を受けました．

　凝固第Ⅷ因子活性
　　51.2 秒，62.4％

〈初診より 1 日後〉
　凝固第Ⅷ因子活性
　　56.3 秒，37.9％

第Ⅷ因子製剤投与に反応していることから血友病と診断されました．通常の抜歯は 20％で，入院が必要な抜歯は 40％が目標とされました．

以上の結果より，コージネイト® FS 2,000 単位を投与後に処置を行うと問題ないと血液内科で判断されたため，翌日，切開排膿術および左下 7 の抜歯を予定しました．

〈初診より 2 日後〉
血友病 A の診断を受けたことで，コージネイト® FS 2,000 単位投与後，左下 7 の抜歯と切開排膿を行いました．約 30 分間の圧迫止血にて止血が確認され，術中・術後の異常出血はみられませんでした．

〈初診より 7 日後〉
抜歯翌日には経過良好のため退院し，退院後 5 日目から口腔衛生指導を開始し，下顎前歯部の歯肉縁上スケーリングを行いました（図 12-16）．

以前，近歯科医院の指導で，フォーンズ法による磨き方をされていたので，歯磨圧の加減はできていましたが，磨き方に統一性がない状態でした．そこで，順番を決めて磨くように指導しました．

目立った歯石沈着はないものの，喫煙による歯面の着色が著明だったので，超音波スケーラーを歯肉に当てないようにして，除去しました．

〈初診より 21 日後〉
前回指導した内容をかなり気にされていたようでした．一生懸命に磨こうとするあまり，歯磨き圧がやや強くなっていたので，もう少し力を抜くように説明しました．さらに，ブリッジのダミー部分へ，歯間ブラシ（SSS サイズ）を使用してもらうことにしました．歯肉は，前回と比べて著変はなく，ほぼ同じ状態でした．下顎と同様，上顎のスケーリングを行いました．

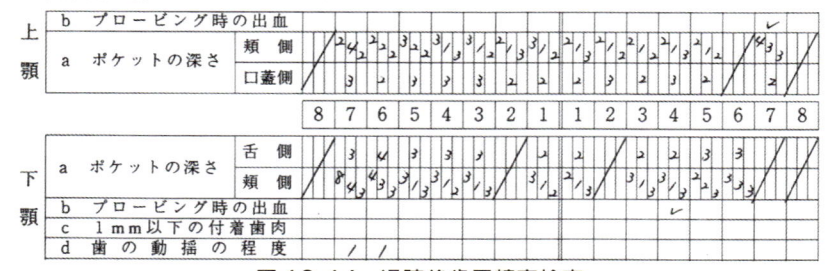

図 12-14　退院後歯周精密検査

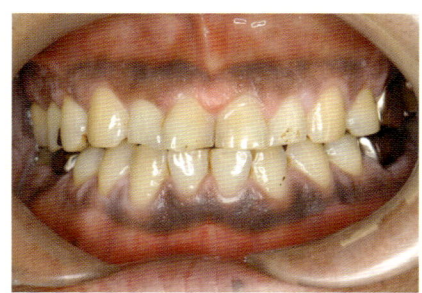

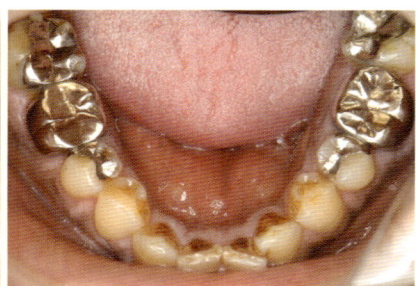

図 12-15　初診時口腔内写真

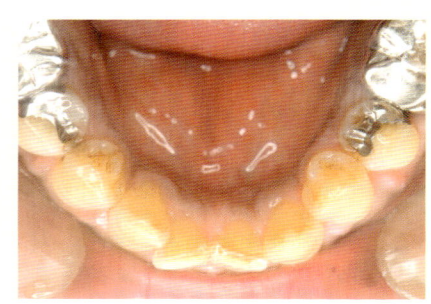

図 12-16　下顎前歯部スケーリング後

13 ステロイド薬を内服している患者さんが来院したら

Check Point 1 歯科治療前

- [ ] ステロイド薬内服に至った基礎疾患を確認
  膠原病？　喘息？
- [ ] ステロイド薬の投与量と投与期間を確認
- [ ] 来院時の全身状態の把握
  歩行時の息切れの有無や心電図異常の確認
- [ ] ステロイド薬内服以外の投薬状況の確認
  特に，ビスホスホネート系薬物に注意！
- [ ] 医科担当医との連携が重要
  病状の把握と歯科治療の内容について情報を共有！

Check Point 2 歯科治療を開始するにあたり

患者さんの特徴

- [ ] ステロイド薬内服の代表的疾患は膠原病
  関節リウマチ，全身性エリテマトーデス，ベーチェット病，シェーグレン症候群など
- [ ] 全身に現れる病状もさまざま

口腔内に現れるおもな症状

- [ ] 口腔乾燥症，多発性口内炎，顎関節症，口腔粘膜潰瘍
  ステロイド薬の副作用　→易感染性

Check Point 3 歯科治療中

- [ ] モニタリング
- [ ] すみやかな対応

まずステロイド薬について知りましょう

ステロイド薬（副腎皮質ホルモン）は，多くの自己免疫疾患の治療薬として使用されています．また，喘息の治療に用いる吸入薬にもステロイドが使用されています．さらに，強い抗炎症作用があることから，リウマチの患者さんに使用されています．このように，ステロイド薬の使用頻度は高く，また，その適応疾患も多種多様です．現在，日本で使用されている経口ステロイド薬を**表13-1**に示します．

ステロイド薬による副作用はさまざまで，疾患の適応，適切な投与量と期間，十分な副作用対策を講じたあとに使用することが重要であるといわれています．

表 13-1　経口ステロイド薬の種類

一 般 名	商品名	組　成
コルチゾン	コートン	錠 25 mg
ヒドロコルチゾン	コートリル	錠 10 mg
プレドニゾロン	プレドニゾロン／プレドニン	錠 1 mg, 5 mg
メチルプレドニゾロン	メドロール	錠 2 mg, 4 mg
デキサメサゾン	デカドロン	錠 0.5 mg
ベタメタゾン	リンデロン	錠 0.5 mg

ステロイド薬が使われるおもな病気

・膠原病
・喘息
・メニエール病
・ネフローゼ症候群
・潰瘍性大腸炎
・クローン病
・関節リウマチ

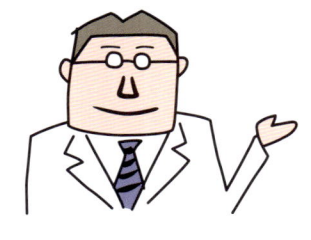

ステロイド薬内服によるおもな副作用

・血圧上昇
・浮　腫
・糖尿病
・脂質代謝異常
・骨粗しょう症
・大腿骨骨頭壊死
・易感染
・消化性潰瘍
・筋力低下
・満月様顔貌（ムーンフェイス）
・肥　満
・精神症状
・不　眠
・挫　瘡
・白内障
・電解質異常
・副腎不全

膠原病は，ステロイド薬を使用する代表的な疾患です

ここでは，膠原病について簡単に解説します．
- **定義**：全身の結合組織にフィブリノイド変性がみられる自己免疫疾患
- **原因**：不明
- **古典的6疾患**：全身性エリテマトーデス，リウマチ熱，強皮症，皮膚筋炎，結節性多発性動脈周囲炎，関節リウマチ
- **治療**：原因が明らかではないため，ステロイド薬，免疫抑制薬などによる対症療法が中心になります．ステロイド薬の効果が乏しい場合には，ガンマグロブリンの大量静注療法が用いられます．
- **膠原病関連疾患**：シェーグレン症候群，混合性結合組織病，ウェゲナー肉芽腫症，高安動脈炎，側頭動脈炎，好酸球性筋膜炎，成人スティル病，強直性脊椎炎，乾癬性関節炎，ベーチェット病，サルコイドーシスなど．

膠原病は，原因不明の多彩な症状を示します．疾患が臓器に及ぼす影響も，口腔から皮膚，関節，血液など広範囲で，再燃と寛解を繰り返します．

歯科医院にこのような患者さんが来院された際には，問診をしっかり行い，全身状態を把握するとともに，医科との連携を密にしながら，歯科治療計画を立案することが重要です．

歯科治療中は，次のことに注意しましょう

(1) モニタリング

膠原病の患者さんは，高血圧症や間質性肺炎などの循環器疾患や呼吸器疾患を併発していることがあります．少なくとも治療開始前の血圧，心電図異常の有無，酸素飽和度を把握しましょう．また，抜歯などの観血処置時だけではなく，歯周治療や，保存・補綴処置でチェアタイムが長くなるような場合にも，ストレスにより循環器や呼吸器に影響を及ぼすことがあります．処置中のモニタリングを行うように心がけましょう．

(2) すみやかな対応

ステロイド薬の副作用によりさまざまな症状を示します．急激な血圧の上昇，間質性肺炎による呼吸困難，糖尿病による低血糖発作など，チェアサイドでこのような症状が現れた場合には，医科担当医にすみやかに連絡をとり，応急処置が必要な場合には，対応が可能な高度医療機関に搬送することが重要です．

(3) 感染予防

特に，歯科治療にあたっては，易感染は重要な副作用です．歯石除去や抜歯など観血的処置を行う場合には，処置後の感染予防を目的とした抗菌薬の術前投与や，ステロイド薬の投与量を一時的に増量する必要があります．いずれにしても，処置前には，医科担当医と十分に連携をとることが大切です．

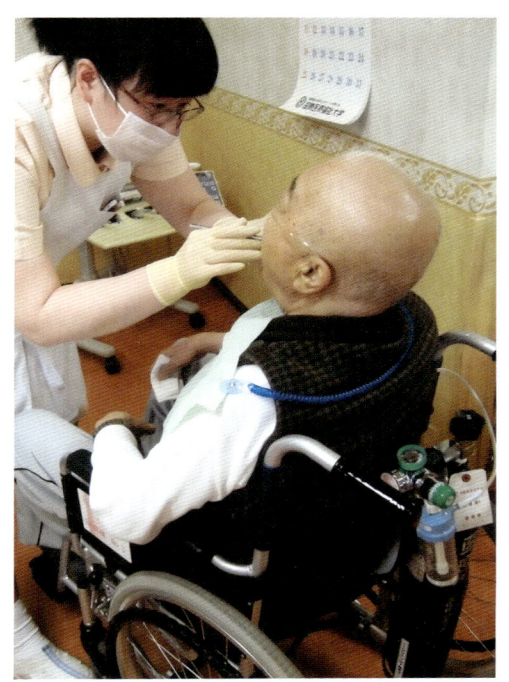

車イスでの口腔ケア

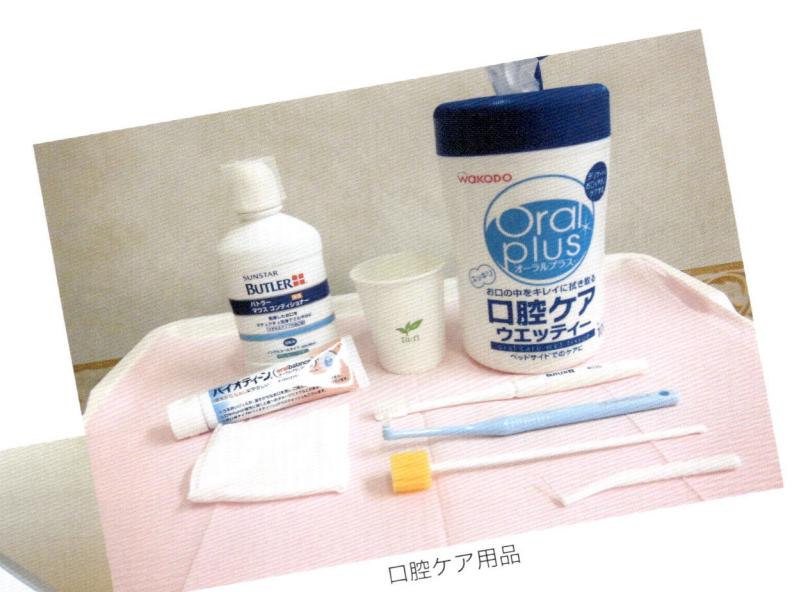

口腔ケア用品

口腔乾燥の強い患者さんへの
口腔ケア用品

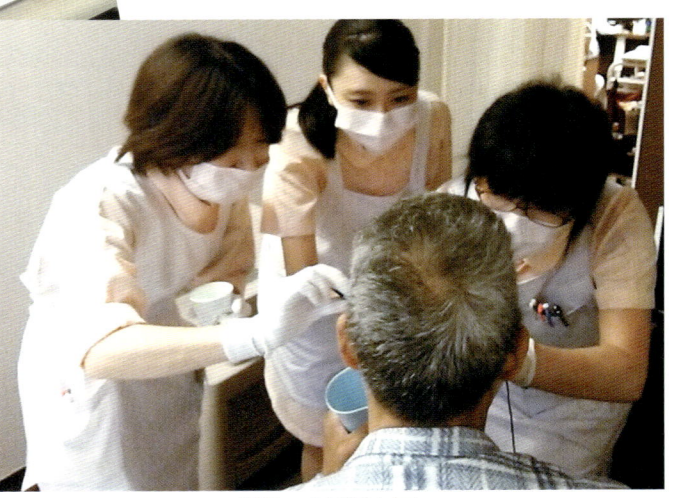

病棟での口腔ケア

13 ステロイド薬を内服している患者さんが来院したら　85

症例 1
41歳，女性

主 訴
ものを噛むと歯茎がめくれる．

現病歴
半年前から口腔粘膜の剥離や水疱が生じるようになり，近くの歯科を受診，軟膏と含嗽剤を処方され，経過をみていましたが，改善がなく，さらに，皮膚にも水疱を生じるようになりました．

近くの皮膚科を受診後，紹介により当院皮膚科を受診しました．当院皮膚科にて尋常性天疱瘡（皮膚粘膜型）と診断され，ステロイド療法が開始されました．

最初の1か月半は，外来にてプレドニゾロン® 30 mgを投与され，その後，入院下でプレドニゾロン® 60 mgから内服を開始しました．病変は徐々に縮小してきたものの，口腔衛生状態が不良であり，口腔衛生状態の評価ならびに口腔ケアの依頼で，入院後8日目に皮膚科担当医より紹介されました．

既往歴
・尋常性天疱瘡
・卵巣嚢腫摘出術（29歳）
・乳腺線維腫手術（35歳）
・小児喘息（2～18歳）

アレルギー：ハウスダスト，花粉，ダニ，猫

内服薬：商品名
プレドニゾロン（ステ）
バクタ（抗菌，抗真菌）
マイスリー（不安・睡）
タケプロン（潰瘍）

全身所見
BMI 29.54
顔色は不良，顔貌は左右対称
経口栄養でプレカット食（きざみ食）を摂取していました．

血液検査結果
白血球数 5,300/μL
好酸球数 2.8%
IgG 1,645 mg/dL
DSG1抗体 20（陽性）
DSG3抗体 27（陽性）
抗BD180NC16a抗体 7未満

口腔内所見
プラークコントロールは不良で，プロービング時，ほぼ全顎で出血がみられました（図13-1～3）．

治療の開始
右下67は，根尖性歯周炎の診断でしたが，症状がないため経過観察となりました．歯肉については，全顎的に中等度慢性辺縁性歯周炎の診断で，歯周基本治療と口腔ケアで対応すること

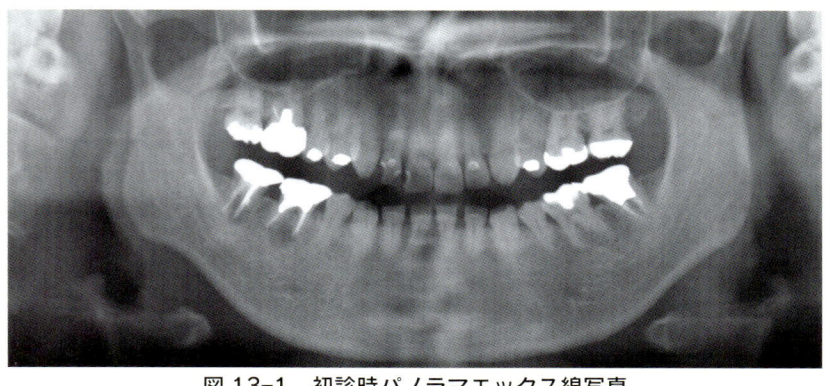

図13-1 初診時パノラマエックス線写真
全顎的に軽度な水平的歯槽骨吸収，右下67の歯根周囲にエックス線透過像

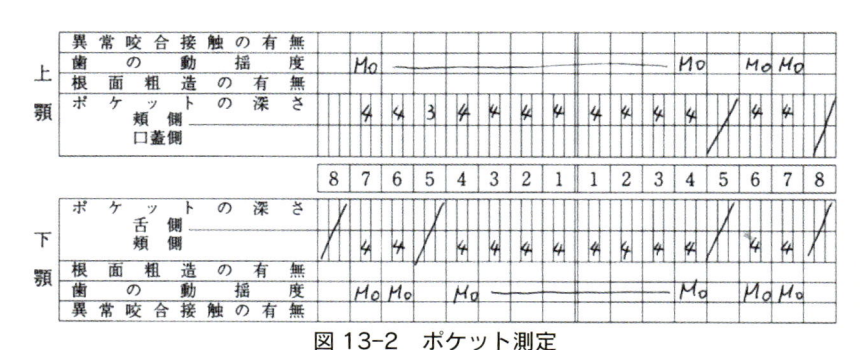

図13-2 ポケット測定
全顎に4 mmのポケットをみとめました

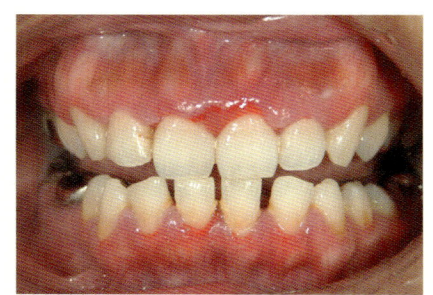

図13-3 初診時口腔内写真

になりました．
　DSG1抗体　9（陰性）
　DSG3抗体　21（陽性）

〈口腔清掃指導〉

　尋常性天疱瘡は，機械的刺激によって上皮組織が容易に剥離するニコルスキー現象を特徴とする自己免疫性水疱症の代表的な疾患です．上皮細胞間の接着に重要なデスモゾームを構成するタンパクであるDSG1,3に対する自己抗体によって発症します．

　尋常性天疱瘡の特徴であるニコルスキー現象は治療によってかなり改善していましたが，強い力でブラッシングすると上皮の剥離を生じやすいため，病変部や歯肉を傷つけないようにタフトブラシを使用するように指導しました．指導時にはプラークを染色し，汚れている部位を確認しながら行いました．

　ステロイド薬を服用していると感染しやすくなっているので，歯肉を傷つけないように，また，口腔内を不潔にするとカンジダ症の発症や非特異的な炎症反応を生じやすく，それにより天疱瘡の症状が強くなる恐れがあることなどをよく説明しました．

　ハンドスケーラーを使用し，細心の注意を払いながら上下前歯部歯肉縁上の歯石を除去し，PMTCを行いました．

　次の診察時には，病変のある前歯部はきれいに磨けていました．歯肉の状態もかなり改善していました．鏡を使用して丁寧に磨いているとのことでした．右下67の歯頸部に磨き残しがあるので，その部位に気をつけるように指示しました．

〈初診から2週間後〉

　全顎に対し超音波スケーラーを使用し，低出力にして歯肉に触れないように注意しながら，歯肉縁上の歯石を除去しました．

〈初診から1か月後〉

　前回よりさらに歯肉の改善がみられました．しかし，まだブラシが当たると出血するとのことでした．左右臼歯の舌側にプラークが残存しており，歯肉の状態も良さそうなので，もう少し怖がらずに積極的に磨いてもらうように話しました．

　上唇と歯肉の刺激を防止するために皮膚科よりケナログ®の塗布を指示されていましたが，ベトベトした感じが気持ち悪いとのことで，ジェルタイプの保湿剤の使用を勧めました．また，全顎のPMTCを行いました．

〈初診から4か月後〉

　定期的に口腔清掃状態を確認し，ステロイド薬の量も減量され，プレドニゾロン®20mgになりました．このころには，歯肉の発赤やびらんは消失しましたが，まだ水疱は，できては潰れることを繰り返していました．歯周ポケットは3～4mmで，改善傾向がみられ，このまま継続管理としました（図13-4）．

〈初診から1年後〉

　プレドニゾロン®12mgに減量になりました．口腔内の清掃状態は良好ですが，ときどき水疱ができることがあるとのことでした．顔貌は変わらず，ムーンフェイスでした（図13-5,6）．

〈現在〉

　口腔内の症状は改善し，落ち着いています．血液検査で，DSG1抗体，DSG3抗体は，ともに3未満と陰性化しています．

　皮膚科の受診日に合わせて，当科でも口腔内の症状と清掃状態の確認を継続して行っています．

DSG（デスモグレイン）とは

　デスモグレインは，表皮細胞と表皮細胞を接着する働きをするタンパクで，デスモゾームという接着装置に存在します．DSG1は，おもに皮膚に，DSG3は，おもに粘膜（口腔，食道など，皮膚にも少し）に存在します．

　IgG抗体は，デスモグレインと結合することで，デスモグレインの働きを妨げます．天疱瘡の患者さんにみとめられるIgG抗体は，DSG1かDSG3に結合します．その結果，表皮細胞と表皮細胞がばらばらになり，皮膚に水疱が生じます．

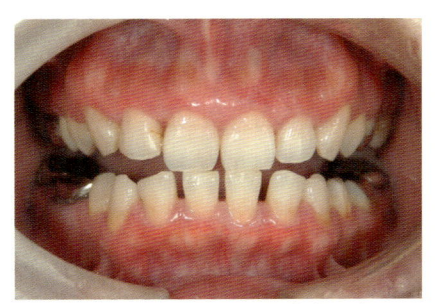

図13-4　4か月後口腔内写真

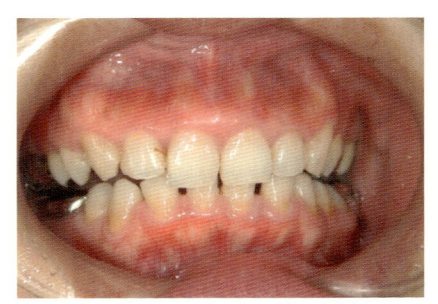

図13-5　1年後口腔内写真

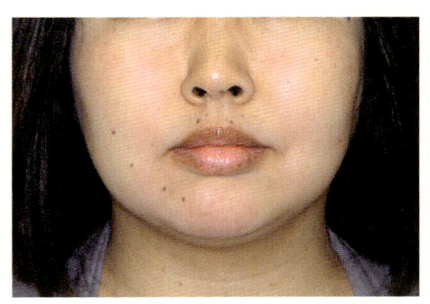

図13-6　ムーンフェイス

症例 2
74歳，女性

主　訴

口が開かず入れ歯が入れられない．
顕微鏡的多発血管炎にて入院中の当院アレルギー・リウマチ科より紹介され，来院しました．

既往歴

・虫垂炎（20歳）
・十二指腸潰瘍（40歳）
・大腸ポリープ（50歳）
・インプラント（73歳）
・下顎全顎にバータイプ
・顕微鏡的多発血管炎（本年4月）

全身所見

BMI　16.75（低栄養）
左手両下肢に浮腫がありました．
およそ20日の入院により長期臥床，ステロイド薬の内服により筋力低下が疑われました．

喫煙歴，飲酒歴：なし．

内服薬：商品名

デパス（不安・睡）
クラビット（抗菌）
プレドニゾロン（ステ）
タケプロンOD（潰瘍）
ワソラン（狭心・不整脈）

治療の開始

力がうまく入らず，義歯を装着できない様子でした．
インプラント自体は問題ありませんでしたが，インプラント周囲にプラークが付着していました（図13-8）．
今回の入院以前，インプラントにアタッチメントを装着したあとから，きれいに清掃することがむずかしいようでした．歯肉が発赤し炎症症状がみられましたが，何度も繰り返し指導するうちにコツをつかみ，きれいに清掃できるようになりました．

〈顕微鏡的多発血管炎〉

顕微鏡でみえるくらいの毛細血管に炎症が多発する疾患です．特に，腎臓の糸球体の毛細血管が炎症を起こし，

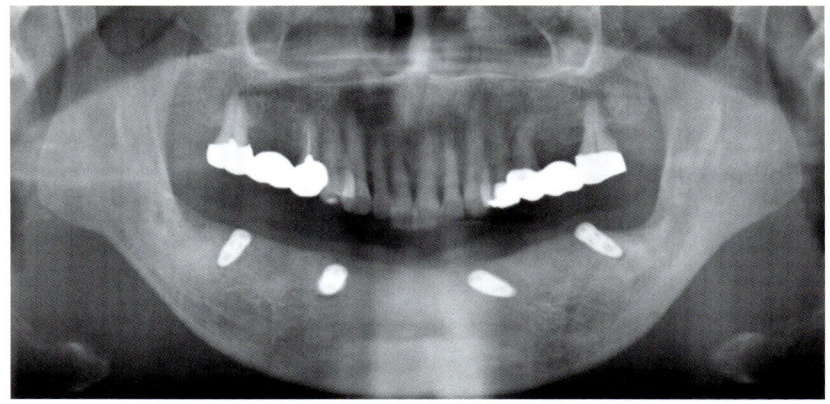

図 13-7　パノラマエックス線所見
下顎はインプラントが埋入され，上顎は中等度の骨吸収がみられました．

表 13-3　血液検査結果

	初診時	退院時	現　在
白血球数（/μL）	16,500		8,100
赤血球数（/μL）	358万		435万
HbA1c（%）	6.0		6.2
CRP（mg/dL）	3.62		0.08
リンパ球（%）	6.9		6.1
好中球（%）	88.1		89.9
P-ANCA	298.0	43.0	1.0未満
総タンパク（g/dL）	5.6		5.9
アルブミン（g/dL）	2.1		3.4

表 13-4　尿検査結果

	初診時	退院時
新尿 NAG（U/L）	32.0	10.9
新尿 NAG 換算値（U/g・Cr）	118.5	99.0
新尿 β_2 M（μg/L）	2,518.0	304.0
新尿 α_1 M（mg/L）	16.3	6.6
新尿蛋白定量（mg/dL）	13	
新尿クレアチニン（mg/dL）	27	11

壊死するため，腎機能が低下し，尿潜血反応，蛋白尿などが発生します．

また，間質性肺炎，関節痛，筋肉痛，皮疹，手足のしびれ，麻痺，全身倦怠感などの症状が同時に起こります．

治療の初期は，ステロイド薬＋免疫抑制薬（強い）を投与し，寛解したらステロイド薬を減量し，免疫抑制薬も弱いものに変更し，1～2年以上の継続治療が必要です．

ステロイド薬＋免疫抑制薬を服用している患者さんを処置する場合には，特に，感染に注意が必要です．ステロイド薬も免疫抑制薬も免疫能が低下し感染しやすくなるため，観血的処置の場合には，抗菌薬の前投与が必要になります．また，口腔ケア時に歯肉を傷つけないように，細心の注意が必要です．

患者さんは，筋力低下や低栄養の影響のためか口腔清掃は不十分でした．

まったく手に力が入らず，歯ブラシを持つこともままならない様子でした．立つことも不可能で，車椅子での移動でした．そこで，入院中は1週間に1度，外来で口腔清掃を行いました．

〈8日後の診察時〉

口腔内に白苔の付着がみられ，口腔カンジダ症が発生していました（図13-9, 10）．アレルギー・リウマチ科の担当医に連絡し，抗真菌薬のファンギゾン®シロップで含嗽するように依頼しました．この日の3日前よりプレドニゾロン®が4錠から8錠に増量されていました．そのため，より免疫が低下している状態で，カンジダ症が発生したと考えられました．退院するまでの1か月半のあいだに，血液データで確認しながら，段階的に，プレドニゾロン®は2錠まで減量されていました．

口腔清掃時には，自力でプラークを落とせないインプラントバーの周囲を，スーパーフロスを用いて，特に念入りに清掃しました．

だんだん体調が良くなり，使えることを確認しながら，本人には歯間ブラシ（SSサイズ）を使用するように指導しました．

〈退院後〉

アレルギー・リウマチ科の診察日に合わせて診察しています．次第に自分で口腔清掃が上手にできるようになり，笑顔もみられるようになりました．家族の協力を得て，口腔内をなるべく清潔にしてもらいながら，口腔カンジダ症の発症がないか家族にも確認してもらっています．

〈4年経過〉

プレドニゾロン®を服用しており，口腔ケアを継続しています．

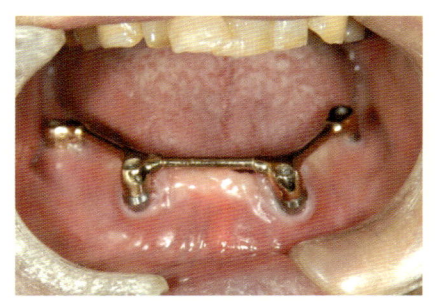

図13-8　顕微鏡的多発血管炎発症2か月前
インプラント周囲に炎症がみられました．

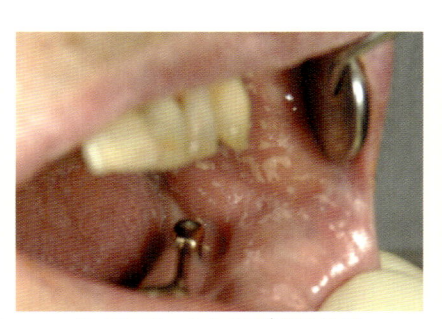

図13-9　カンジダ症発生時

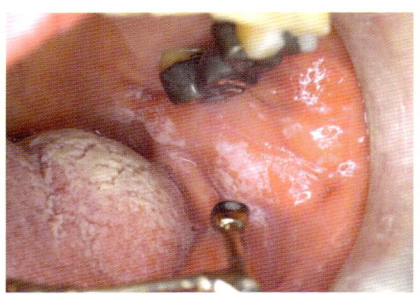

図13-10　繰り返し発生するカンジダ症

13　ステロイド薬を内服している患者さんが来院したら　　89

症例 3
70歳，男性

主　訴
　口腔内のびらん，潰瘍

現病歴
・2013年10月〜
　体に，掻痒を伴う紅斑を繰り返す．
・2014年6月中旬〜
　陰部の潰瘍が出現し，徐々に拡大
・2014年7月下旬〜
　口腔内に粘膜疹が出現
　当院皮膚科を受診し，検査の結果，尋常性天疱瘡と診断されました．口腔ケア依頼のため当科紹介となりました．

既往歴
・洞不全症候群
　（69歳，ペースメーカー挿入）

内服薬：商品名
　アンテベート（ステ）
　フロリードゲル（抗真菌）
　プレドニゾロン（ステ）

口腔内所見
　全顎的にプラークが付着し，歯石沈着，舌苔付着，口臭がみられました．左右頬粘膜，硬口蓋には地図状のびらん，潰瘍，左下顎歯肉唇側歯頸部にもびらんがみられ，口腔清掃状態は不良でした（図13-11）．

治療の開始
〈口腔ケア開始時の血液検査結果〉
　白血球数　7,500/μL
　赤血球数　432万/μL
　ヘモグロビン　13.4 g/dL
　血小板数　21.7万/μL
　IgG　1,973 mg/dL
　CRP　0.50 mg/dL
　抗BP180NCl6a抗体　11.2
　DSG1抗体　428（陽性）
　DSG3抗体　637（陽性）

　口腔内を精査した結果，感染源となる可能性のある抜去適応歯があったため，ステロイド薬投与開始前に抜歯の方針となり，抜歯後3日目よりステロイド薬の投与が開始されました．また，口腔内の清掃状態が不良であったため，初診時より口腔ケアの介入となりました．

〈尋常性天疱瘡〉
　自己免疫性水疱症の1つで，約90％の患者さんが口腔に症状を現すといわれており，口腔粘膜に広範囲なびらんを生じます．びらんの表面は，発赤が非常に強く，接触痛が著明であるため，口腔内がきわめて不潔になりやすくなります．
　また，天疱瘡の治療は，入院下でステロイド薬の大量投与が行われるため，口腔内に感染源をつくらないことが大切です．そのために，治療開始前より口腔ケアを開始し，口腔内を清潔に保つことが重要になります．

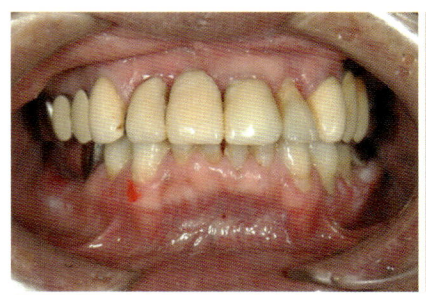

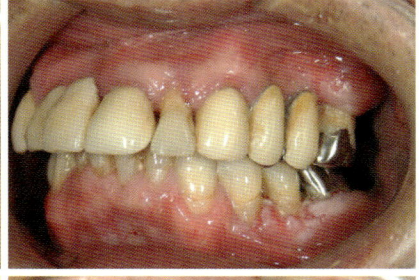

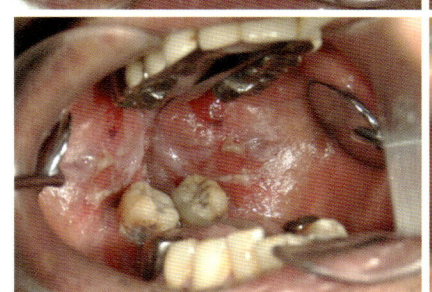

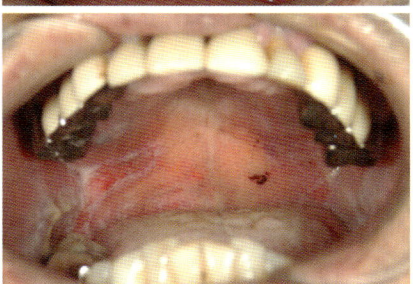

図13-11　初診時口腔内写真

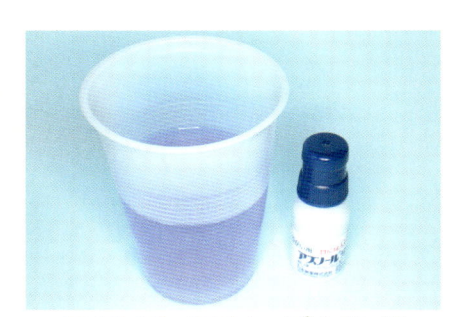

図13-12　アズノール®うがい液

〈問題点〉
○口腔内のびらん，接触痛による口腔ケア困難
○ニコルスキー現象による歯肉剥離
○ステロイド薬投与による易感染性

　口腔内のびらんと接触痛のためブラッシングはほとんど行っておらず，1日数回の水による含嗽のみでした．

　ステロイド薬の内服を開始する前は，通常のブラッシングが不可能なため生食綿球での清拭と，アズノール®うがい液（図13-12）による含嗽中心の口腔ケアを行いました．

　ニコルスキー現象による歯肉剥離があるため，びらん部以外の歯肉にも触れないよう注意して清拭しました．

　口腔ケアの動機づけとして，プラークの付着による炎症が，天疱瘡本体に悪影響を及ぼすこと，ステロイド薬の長期服用による感染予防として口腔内を清潔に保つことの重要性を説明しました．

　ステロイド薬の内服を開始すると，数日で接触痛が急速に軽減するため，綿球清拭と並行して，軟毛ブラシによるブラッシングを開始しました．ブラッシング法は，スクラビング法を基本に，歯肉に触れないように歯冠部に当て，軽い力で小刻みに動かすように指導しました．

　歯石の除去は，歯肉への刺激があるため，縁上のみ，超音波スケーラーを最小パワーにして，慎重に行いました．

　約2週間後，痛みがかなり消失したため，綿球清拭は中止し，軟毛ブラシとタフトブラシで，歯肉に触れないよう隣接面や歯頸部の清掃を指示しました（図13-13）．

　さらにびらんが改善されたら，その部位より，通常のブラッシングに移行していきます．

〈口腔ケアのポイント〉
○感染を防ぐために，ステロイド薬投与前より口腔ケアを開始します．
○ステロイド薬投与前は，歯肉が剥離しやすいため，刺激しないように注意が必要です．
○治療時期や口腔内の症状に対応した清掃指導を行い，口腔ケア用品を選択することが重要です．

〈口腔ケア用品〉
　歯ブラシ：ヘッドが小さく，やわらかいものを選びます．
　タフトブラシ：歯肉に触れないように歯頸部や隣接面を清掃することができます．
　歯間ブラシ：できるだけ細いものを選択し，歯肉に触れないように使用します．

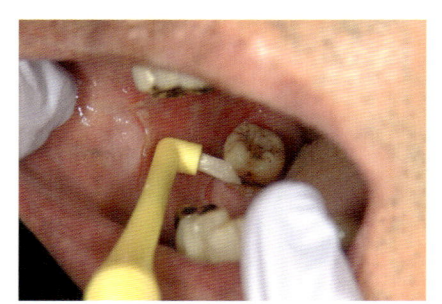

図13-13　タフトブラシの使用

14 透析を受けている患者さんが来院したら

Check Point 1　歯科治療前

- [ ] 腎不全の原因となった疾患
- [ ] 年齢，透析歴，透析施設，透析回数・曜日，主治医
- [ ] 合併症の有無
- [ ] 感染症の有無
- [ ] シャントの位置
- [ ] 処方の内容や薬歴
- [ ] 出血傾向
- [ ] 易感染性

Check Point 2　歯科治療を開始するにあたり

透析患者の特徴
- [ ] 循環動態が変化しやすい
- [ ] 貧血の合併
- [ ] 易出血性
- [ ] 易感染性
- [ ] 創傷治癒の遅延
- [ ] 口腔乾燥

Check Point 3　歯科治療中

ブラッシング指導
- [ ] 感染源の除去と歯肉出血の予防，口腔乾燥対策

歯周基本検査
- [ ] プロービング後の止血確認

スケーリング
- [ ] 歯肉縁下では，局所状態ならびに全身状態を考慮し，感染予防と確実な止血確認

まず腎不全について知りましょう

腎不全とは，腎臓が機能を十分にはたすことができなくなった状態で，具体的には尿素窒素（BUN 基準値：8〜22 mg/dL）や，クレアチニン（Cr 基準値：男性 0.6〜1.1 mg/dL，女性 0.4〜0.7 mg/dL）が持続的に上昇します．腎不全には，急性腎不全と慢性腎不全とがあります．急性腎不全は，数日から数か月で急激に腎機能が低下しますが，適切な治療により改善します（可逆的）．慢性腎不全は，数か月から数十年の経過を経て，徐々に腎機能が低下して末期腎不全状態に陥る疾患です（不可逆的）．

〈透析療法〉

血液透析と腹膜透析とがあります．それぞれ長所と短所があり，日本では，末期腎不全患者さんの 97.0％が血液透析，2.9％が腹膜透析を行っています．透析を行うかどうかは，腎機能，臨床症状，日常生活障害度から総合的に判断されます．

透析を行っている患者さんの導入時平均年齢は，男性 67.86 歳，女性 70.37 歳，男女比は 2：1 です．原疾患の内訳は，糖尿病性腎症 43.8％，慢性糸球体腎炎 18.8％，腎硬化症 13.0％となっています．

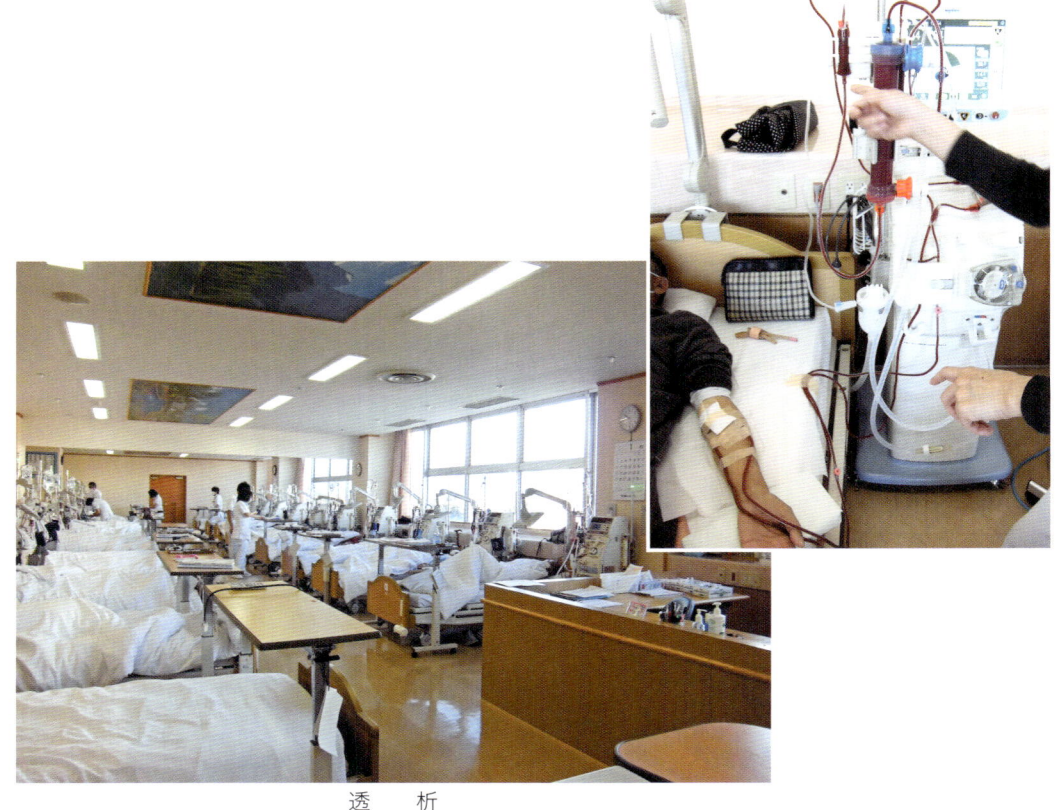

透　析

歯科治療前の評価をしっかり行いましょう

（1）腎疾患の原因となった疾患の確認

慢性腎不全の原疾患には，慢性糸球体腎炎，糖尿病性腎症，高血圧性腎症や多発性囊胞腎などがあります．

原疾患によっては，歯科治療を行ううえで注意が必要になることがあります．

（2）透析日，透析施設，主治医の確認

抜歯などの観血的処置が必要な場合には，透析主治医との連携が必要になります．

❗透析をはじめた日を確認しましょう．

　長期に透析を行っている患者さんでは，さまざまな合併症がみられることがあります．

❗歯科診療日は，透析日の翌日にしましょう．

　透析の翌日は，体液量，電解質濃度，BUN，Cr値などが正常化されています．

（3）肝炎などに対する感染予防対策

（4）必ずシャントの位置を確認

❗内シャントを閉塞させる危険があるため，シャント側の腕で採血や血圧測定を行うのは禁忌です．

（5）服用している薬物を必ず確認

合併症により抗凝固薬や抗血小板薬，ステロイド薬を服用していることがあります．抗血小板薬や抗凝固薬を服用している患者さんは易出血性で，ステロイド薬を服用している患者さんは易感染性です．また，口腔乾燥のある患者さんは，唾液の自浄作用の低下により多数のう蝕がみられることがあります．

❗歯石除去や観血的処置により持続的な出血があると，高カリウム血症になるリスクがあるため，止血は十分に行います．

歯科治療中は，次のことに注意しましょう

透析の患者さんは，不安や恐怖，痛みなどにより急激な血圧の変動を起こすことがあります．そのため，次のことに注意しましょう．

（1）歯科治療中のストレス軽減

歯科治療に対する不安や恐怖などの精神的ストレス，疼痛刺激により血圧上昇を起こすことがあります．治療内容などを十分説明したうえで，患者さんが落ち着いているのを確認しながら処置を行うようにします．

（2）歯科治療中のモニタリング

高血圧症，糖尿病，脂質異常症などを合併している可能性があるので，歯科治療中は，連続的に血圧を測定します．無理は禁物！

血圧低下時の対応法

著しい血圧低下（平均血圧 60 mmHg 以下）はさけましょう．もし著しい血圧低下がみられたら，歯科治療を中断し，ただちに救急処置を行います．

① 両下肢を挙上してショック体位をとる（図14-1）．
② 急速輸液（カリウムを含まない輸液）を行う．
③ 昇圧薬の投与

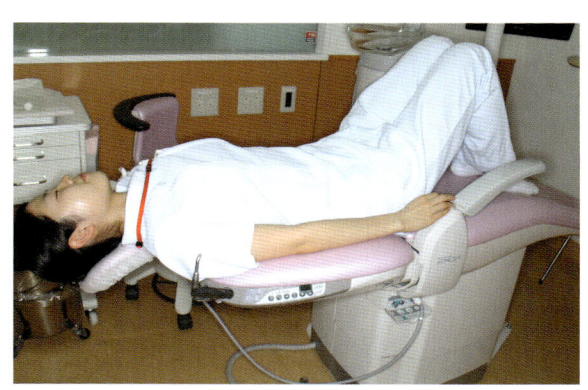

図14-1　ショック体位

透析患者さんの口腔内の特徴を知りましょう

(1) 貧　血
造血ホルモンの低下に伴い，貧血を合併していることが多く，歯肉や口腔粘膜が貧血色を呈します．

(2) 易出血性
透析中は，血液の凝固を防ぐためにヘパリンが使用されますが，ヘパリンは，半減期が60分と短いため，透析の翌日には，影響は消失します．しかし，シャントの閉塞を防止する目的や，狭心症，脳血栓症などの合併症の治療のために抗血栓薬が投与されていたり，血小板機能低下などがあると出血傾向が生じます．また，進行した歯周病があると出血しやすく，なかなか止血しにくくなります．さらに，透析中，歯肉からの自然出血の原因になります．

(3) 易感染性
透析の患者さんは，感染に対する抵抗力が減弱しているため，外科的な処置に際しては，原則，抗菌薬の前投薬が行われます．また，ステロイド薬や免疫抑制薬が投与されている場合には，さらに易感染性になります．

(4) 創傷治癒の遅延
低栄養や糖尿病などを合併すると，さらに創傷治癒は遅くなります．感染予防への配慮が必要です．

(5) 口腔乾燥
透析後は脱水状態になります．また，水分摂取の制限などによって口腔内は乾燥状態になります．口腔乾燥状態では，歯周病の悪化，カンジダ症の発症，味覚の低下など，さまざまな影響が生じます．

処置を行うときは，次のことに注意しましょう

(1) ブラッシング指導
透析の患者さんは免疫が低下しているため，感染源としてのプラーク，食物残渣の除去の重要性を，特に強調します．ブラッシングによる歯肉出血にも注意し，患者さんの口腔内に適した歯ブラシ，清掃用具を用います．口腔乾燥がある場合には，保湿剤の使用も考慮します．

(2) 歯周基本検査
不用意に出血させないように注意し，出血があった場合には，十分な止血を確認します．

(3) スケーリング
特に，歯肉縁下の歯石を除去するときは，局所の状態，全身状態をよく評価し，抗菌薬前投与の必要性を考慮します．また，止血の確認をします．

薬物投与では，次のことに注意しましょう

(1) 鎮痛薬
○解熱鎮痛薬としてアセトアミノフェンが推奨されています．1回400 mg，投与間隔は6〜8時間．ただし，長期にわたる服用はさけたほうがよいでしょう．
○プロスタグランジン合成阻害作用により腎前性急性腎不全が起こることがあるので，非ステロイド性抗炎症薬（NSAIDs）はできるだけ服用しないようにします．

(2) 抗菌薬
○腎排泄型の薬物（ペニシリン系，セフェム系）は蓄積する傾向があるため，薬物の減量が必要になります．
○肝代謝の薬物（マクロライド系，ミノマイシン®）は，通常量を使用することができます．

参考文献
1) 西田百代 監：改訂新版 有病高齢者歯科治療のガイドライン 上，クインテッセンス，2013
2) 上田　裕 監：高齢者歯科医療マニュアル，永末書店，1992

症例 1

65歳，男性

主訴
歯磨きにより右下の歯肉から出血．比較的すぐに止血したが，腫れている．

既往歴
- 慢性腎不全（慢性糸球体腎炎），C型肝炎，糖尿病
- 透析歴：27年目（38歳〜）
- 外来血液透析中
  （火木土，4時間）

内服薬：商品名
ネキシウム（潰瘍）
アムロジン（降圧）
レグパラ（骨・Ca，腎）
カルタン（腎）
レナジェル（腎）
ミカルディス（降圧）
　※非透析日に服用
アンプラーグ（抗血栓）
フェロミア（造血）
ラックビー（腸）

全身所見
ADLは問題なく，日常生活をおくることができていました．しかし，10年前から右手根管症候群による疼痛の再燃がみられました（再燃を繰り返しています）．数日前から右第3指の関節に腫脹を生じ，疼痛があり，指が曲がらなくなりました．

口腔内所見
臼歯部の歯肉にプラークや歯石が多く付着し，出血を伴う炎症がみられ，歯周基本検査でも上下左右の第一・第二大臼歯部に6〜10mmのポケットを形成，腫脹していました．

歯周基本検査の結果
右下6遠心頰側10mm，左下7遠心頰側6mm，右上67口蓋側6mm，左上456頰側4〜5mm，左上7頰側10mmのポケットを形成していました．
そのほか，おおむね3mmで，歯ブラシの当たりにくい臼歯部でポケットが深いところがみられました．
歯周基本検査時に，プローブを無造作に強くポケットに挿入すると，出血させてしまいます．できるだけ出血させないように，そっと測定しました．

治療の開始
ただちに歯石の除去を行うのではなく，まず歯肉の炎症を落ち着かせるためにブラッシング指導を行いました（図14-3）．

〈透析と口腔乾燥〉
透析を行っている患者さんは水分摂取が制限されている場合があり，口腔乾燥も多くみられます．そのため，唾液による自浄作用が少なくなり，う蝕や歯周病に罹患しやすいという特徴があります．この患者さんも口腔乾燥症がみられました（図14-4）．

特に，歯肉からの出血がある場合には，やわらかめの歯ブラシで，歯面，ポケット周辺へのブラッシングを行うように説明し，次の予約日（非透析日）まで丁寧に清掃してもらいました．

〈感染対策〉
患者さんは，C型肝炎に感染しているため，ユニットの機材をラップなどで巻き（p.119参照），感染対策をしつ

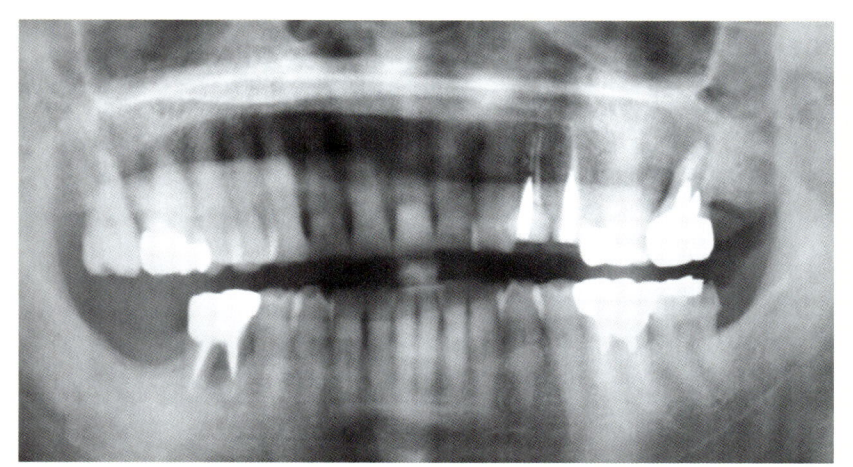

図14-2　初診時パノラマエックス線写真

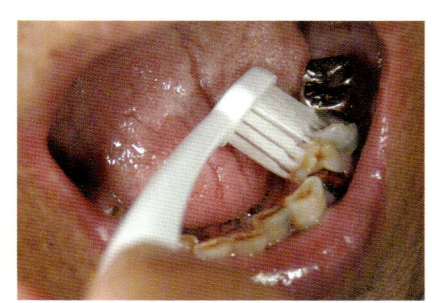

図14-3　ブラッシング指導

かり行いました．

透析歴が長い患者さんは，糖尿病を合併していることが多く，透析中に血糖値が下がることがあります．その対処法として透析中に飴をなめていることがあり，この患者さんは，多いときには10個もなめていました．

そのため，口腔内はプラークが多く，う蝕や歯周病（歯石沈着，歯の動揺，口腔乾燥，歯肉腫脹）がみられ，味覚異常も生じていました．

歯肉の状態が落ち着いてきた時点で，歯肉縁上歯石を除去しました．

出血しやすく，感染しやすいため，出血には十分注意して行いました．

出血部位から菌が血中に流入し菌血症を生じたり，大出血を起こすと止血が困難になることを患者さんによく説明し，定期的に口腔内の確認と，必要な口腔衛生指導を継続しました．

初診から1年後のパノラマエックス線写真を図14-5に示します．

〈抜歯に際して〉

歯肉の状態が落ち着いているのを確認し，残根の抜歯を行いました．

抜歯にあたり，腎臓内科の担当医師と歯科医師とのあいだで，十分な打ち合わせが行われました．

抜歯や歯科治療は，透析日をさけること，感染しやすくなっているため観血的治療前には，予防的に抗菌薬が処方されることを患者さんに説明し，当日は，抗菌薬を服用してから来院したかを確認しました．

〈モニター装着〉

抜歯に際して，縫合の準備と，高血圧症を併発している場合が多いので，モニターを準備しました．その際，シャント側にマンシェットを装着しないように注意しました．

透析歴が長い患者さんは，どちらか一方のシャントが狭窄し，もう一方の腕にシャントが造設されていることがあります．そのような場合には，モニターは，必ずしも腕ではなく，足首に装着することもあります．覚えておきましょう．

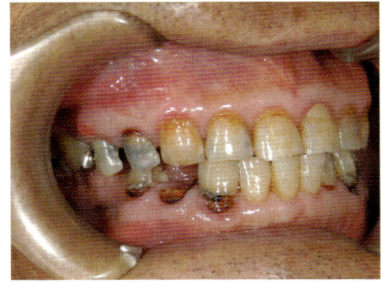

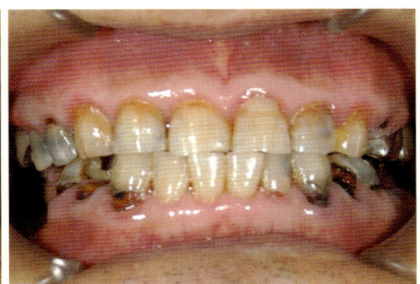

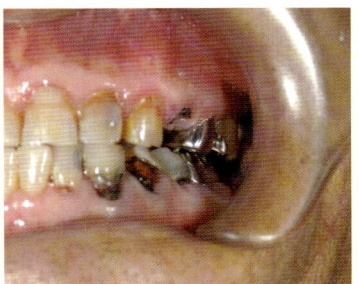

図14-4　口腔乾燥が目立ち，上下両側臼歯部にう蝕が多発

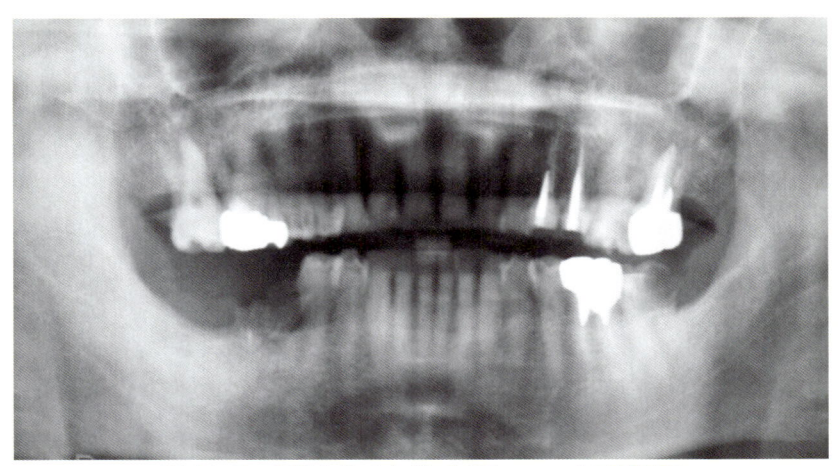

図14-5　初診から1年後パノラマエックス線写真

15 抗血栓療法を受けている患者さんが来院したら

Check Point 1　口腔ケア前

- [ ] 十分な問診，全身状態（抗血栓療法の原因疾患の把握）の確認
- [ ] 全身的な出血傾向の症状
  鼻出血，皮下出血，血便，血尿，歯肉出血など
- [ ] 医科との連携の必要性
- [ ] 内服薬の確認

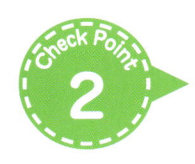

Check Point 2　口腔ケアの開始にあたり

- [ ] 抗血栓療法中の原疾患の特徴と合併症の理解

Check Point 3　口腔ケア中（SRPを含む観血的処置中）

- [ ] 観血的処置は，抗血栓薬（抗凝固薬，抗血小板薬）投与継続下で行う
- [ ] ワルファリン投与下での処置について，患者さんへの十分な説明
- [ ] 後出血に対する対策の準備
- [ ] 抗菌薬や鎮痛薬の使用は短期間にする

まず抗血栓療法について知りましょう

血栓症の原因として，血管壁の異常，血流の異常，血液凝固の亢進などがあります．冠動脈を含め，動脈血栓では血小板の粘着や凝集が血栓形成のはじまりであり，おもに血小板凝集抑制薬による抗血小板療法が注目されています．また，形成された血栓，塞栓を溶解する血栓溶解薬も広く使用されています．

血栓溶解薬の適応症として，急性心筋梗塞，脳血栓症，肺梗塞などがあり，血栓や塞栓を溶解し血流を回復させる目的で用いられます．血栓の予防には，抗凝固薬と抗血小板薬が用いられます．静脈の血栓や肺梗塞には抗凝固薬を，動脈硬化にもとづく血栓には抗血小板薬を使用するのが原則です．

ヘパリン，経口抗凝固薬（ワルファリン）による抗凝固療法は，形成された血栓の進展防止，血栓症の予防ないし再発防止のために用いられます．ヘパリンは速効性ですが，ワルファリンは十分な効果発現までに36～48時間を要するので，早急な抗血栓療法を必要とする場合には，ヘパリンを用いながらワルファリンを使用し，最終的にはワルファリンのみで維持します．心房細動による血栓塞栓症の予防にワルファリンを用いる場合には，プロトロンビン時間のINR値（PT-INR[*1]）が2.0前後になるように投与を調節します．

術後などの静脈血栓塞栓症（肺血栓塞栓症，深部静脈血栓症）の予防ガイドラインにおける薬物投与的予防法も，周術期[*2]には使用されています．

抗血小板療法の適応症は，不安定狭心症，心筋梗塞，脳血管障害の二次予防，冠動脈バイパス術後などです．

抗凝固薬の重大な副作用は，過剰投与による出血です．高血圧症の患者さんなどでは特に注意し，頻回な凝固学的検査が必要です．高度の出血には拮抗薬を使用しますが，抗血小板薬には拮抗薬がなく，薬物を中止して調節します．ワルファリンに対する感受性は個人差が大きく，出血リスクが高い場合があるので，リスクとベネフィットのバランスを考慮して，初回投与量の決定や維持量を調節します．また，ワルファリンなどのクマリン系薬物の作用を増強・減弱させる薬物（抗菌薬，解熱鎮痛消炎薬，抗不整脈薬，消化性潰瘍薬など多数）や飲食物（納豆，クロレラ，青汁など）などにも注意する必要があります．

[*1] PT-INR：世界の主流となっているワルファリン量の調整の際に使用される，血液凝固検査
[*2] 周術期：入院，麻酔，手術，回復など，術中だけでなく，術前の期間を含めた一連の期間

歯科治療前の評価をしっかり行いましょう

（1）十分な問診と，全身状態（抗血栓療法中の原因疾患やそのコントロール状況の把握）の確認

　原疾患が不安定な状態では循環動態も不安定となり，口腔ケア施行時での急変などのリスクも念頭におく必要があります．

（2）全身的な出血傾向の症状

　重篤な出血性副作用を未然に防ぐために，次のような症状に注意しましょう．
○鼻や歯肉などからの出血持続（鼻出血，歯肉出血）
○あざ（内出血）ができた（皮下出血）
○血尿や血便（赤色便，黒色便）が出た
○胸やけ，吐き気，むかつき
○転倒した，身体をぶつけた

（3）重篤な出血性副作用のリスク

　❗全身的な出血傾向の悪化による重篤な出血性副作用（大出血や頭蓋内出血など）が起こるリスクを想定し，密な医科連携の必要性を理解し，診療情報提供書の把握をします．

（4）内服薬の確認

　代表的な抗凝固薬（商品名）：ワーファリン，プラザキサ，イグザレルト，エリキュース，リクシアナなど．
　代表的な抗血小板薬（商品名）：バイアスピリン，バファリン，プラビックス，プレタールなど．

口腔ケアを開始するにあたり，次のことに注意しましょう

　抗血栓療法を行う原因になった疾患の特徴や合併症を理解しておくことが最も重要です．特に，脳血管障害や心疾患がある場合には，次のことを念頭におく必要があります．

○呼吸，循環動態が変化しやすい（血栓塞栓症のリスク）
○貧血の合併，酸素化不良
○易出血性
○易感染性，血腫形成による二次感染

口腔ケア中は，次のことに注意しましょう

（1）観血的処置

　抗血栓薬（抗凝固薬，抗血小板薬）投与継続下で行います．特に，ワルファリンを服用している患者さんは，原則，投与継続下で観血的処置を行うことが望ましいとされています．ワルファリン服用中の抜歯ガイドラインでは，PT-INR≦3.0であれば，ワルファリン継続投与下で抜歯を行っても，有効な局所止血処置を行うことができれば重篤な後出血は生じないとされています．

（2）ワルファリン投与下での処置

　患者さんに，ワルファリンを中止せずに観血的処置が行えることを十分説明し，不安を取り除いておきます．ワルファリンを中止した場合には，生命に危険を及ぼすような心原性脳塞栓症が生じる可能性やリスクがあること，服用を継続して観血的処置を行う場合には，後出血の危険性はあるものの，適切に局所止血処置を行い対処することを説明し，同意を得ます．さらに，むやみに薬物を中止しないように指導します．

（3）後出血時の対策

　縫合処置，局所止血剤（酸化セルロースなど），止血シーネを使用し，対応します．
　止血困難な場合には，全身的出血性素因の精査を目的に全身精査を施行し，栄養管理や感染対策なども必要になることを考慮します．

（4）抗菌薬，鎮痛薬

　使用は，短期間にとどめます．また，二次感染予防に，抗菌薬の予防投与が必要なこともあります．

ワルファリンは，多くの抗菌薬や抗真菌薬，非ステロイド性抗炎症薬（NSAIDs）との相互作用があり，抗凝固能が亢進することが知られています．併用するときは，出血傾向に注意を払い，可能なかぎり短期間の併用にとどめます．

最近の潮流

血栓形成の中心的な役割をはたすトロンビンを直接阻害することにより，非弁膜症性心房細動の患者さんの心房内血栓形成を抑制し，虚血性脳卒中および全身性塞栓症の発症抑制のために使用される新規経口抗凝固薬も近年多数発売され，臨床の現場でも遭遇します．

新規経口抗凝固薬であってもワルファリンと同様の対応をします．

新規経口抗凝固薬（商品名）
直接トロンビン阻害薬：プラザキサ
第Xa因子阻害薬：イグザレルト，エリキュース，リクシアナ

近年，ワルファリンと異なった作用をもつ新規経口抗凝固薬が発売され，徐々にその使用頻度が増加しています．これらの抗凝固作用はPT-INRで評価することができず，ガイドラインの基準は適応されません．しかし，脳出血などの重篤な出血は，いずれの薬物でもワルファリンと比べ多くないことから，これら薬物が適切に投与されている場合には，ワルファリンと同様の対応を行えば，観血的処置のなかでも普通抜歯であれば可能と考えるのが妥当です．

症例 1
81歳, 男性

主　訴
　右頬部腫脹ならびに発赤・発熱

現病歴
　施設に入所中であり, 2日前より, 右頬部〜眼下部にかけて著明な発赤がみられ, 発熱もあり, 近内科を受診し, 当科に紹介となりました. 顔面丹毒疑いのため緊急入院となりました.
　歯性炎症との鑑別のため, 口腔内の精査を行いました.

既往歴
・脳梗塞（74歳〜）
・失語症（脳梗塞の後遺症）

内服薬：商品名
　ブロプレス（降圧, 心不全）
　メインテート（降圧, 不整脈）
　ハーフジゴキシン（心不全）
　バイアスピリン（抗血栓, 脳卒・認）
　ワーファリン（抗血栓, 脳卒・認）
　ザイロリック（痛風）
　タケプロン（潰瘍）
　プルゼニド（下痢）
　エクセグラン（抗てん）

全身所見
　妻に付き添われ, 独歩で来院しました（要介護3）.
　右頬部のび漫性腫脹・発赤がみられました. 神経麻痺など神経症状はありませんでした.

口腔内所見
　歯には多量のプラークが付着し, また, 歯石沈着がみられ（**図15-2**）, 数歯に軽度の動揺がみられました. 全顎的に歯肉の腫脹・発赤があり, ほとんどの歯周ポケットから排膿がみられました. さらに, 歯間部には食物残渣がみられました. 歯周ポケットは, ほとんどが4mm程度でした. しかし, 頬部腫脹の原因になるような所見はみら

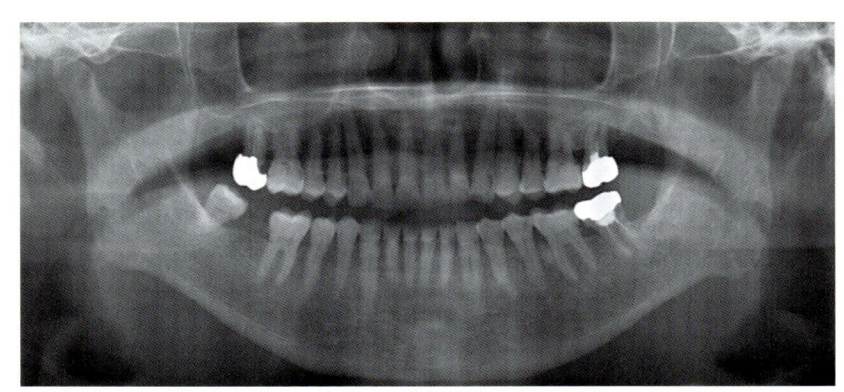

図15-1　初診時パノラマエックス線写真
歯槽骨の吸収と歯肉縁下歯石の沈着がみられました.

れませんでした．

歯周基本検査の結果

下顎前歯部舌側は，歯を覆うように著しく歯石が沈着しており，プローブの挿入がむずかしく，また，ワーファリン®を内服していることから，プローブの挿入時に出血させないように注意して測定しました．

治療の開始

採血の結果，PT・APTT の延長がみられ，INR2.3 であったことから，まずブラッシングの指導を行い，口腔衛生管理に努めました．

患者さんは，パームグリップで歯ブラシを持ち，かなり強いブラッシング圧で歯ブラシを大きく横に動かして磨いていましたが，汚れは落とせていませんでした．

歯石よりもプラークコントロールが重要であると考え，まず，歯ブラシはペングリップで持ち，歯頸部のプラークが除去できるように指導しました．失語症もあり，コミュニケーションが多少困難でしたが，一生懸命ブラッシングされました．

抗菌薬の投与により顔面の腫脹は徐々に改善しました．

数日間，ブラッシングで様子をみて，歯肉の炎症が少し落ち着いてから歯肉縁上歯石を除去しました．INR3.8 であることから，歯石除去時に歯肉を傷つけないよう，歯肉縁下にはチップを入れないように注意しました．

歯肉縁上歯石を除去し，ブラッシングを丁寧に行うことで歯肉の改善がみられました．さらに，歯肉縁下歯石は，少しずつ見え，除去しやすくなってから除去しました（図 15-3）．

SRP は行わず，スケーリングを行いながら，ブラッシングで経過観察中です．全顎的にみられた歯肉の腫脹・発赤は改善し，口腔清掃状態も良好に保たれています．

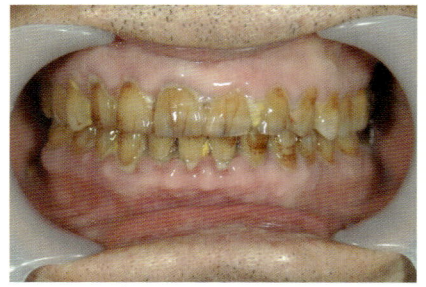

a：歯周ポケットから排膿がみられ，歯間部には食渣がみられました．

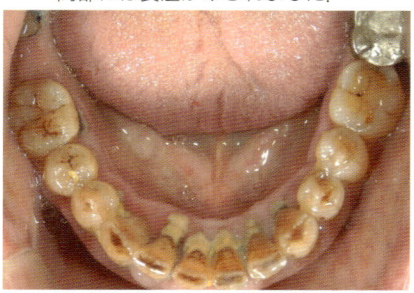

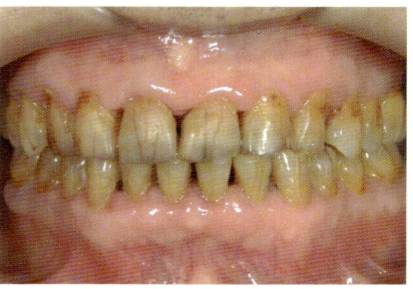

a：歯肉の改善がみられます．

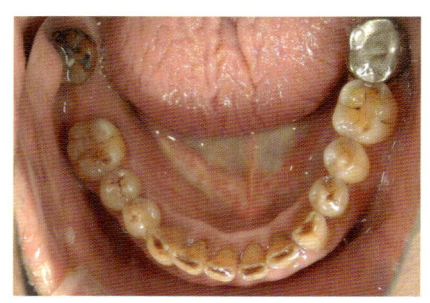

b：下顎前歯部舌側に多量の歯石沈着がみられました．

b：下顎前歯部舌側のケアも良好です．

図 15-2　初診時口腔内写真

図 15-3　スケーリング 2 週間後口腔内写真

症例 2
62歳，男性

主　訴
　銀歯がとれた．

現　症
　左下5の金属冠が脱離したため，当院内科からの紹介により受診しました．

既往歴
- 高血圧
  （内服にて130/70 mmHg前後）
- 持続性心室頻拍
  植込み型除細動器（ICD）植え込み後
- 肥大型心筋症
- 冠攣縮性狭心症

内服薬：商品名
　ワソラン（狭心，不整脈）
　レニベース（降圧，心不全）
　タケプロン（潰瘍）
　アンカロン（不整脈）
　ワーファリン（抗血栓，脳卒・認）
　リピトール（脂質）
　ラックビー（腸）

口腔内所見
　口腔内は抜去適応歯が存在し，全顎的に軽度から中等度の歯周炎がみられました．
　4～6 mmの歯周ポケットが形成されている歯が数本あり，歯石沈着とプラークの付着がみられました．

治療の開始
　左下5の根管治療を行い，抜去適応歯については当科担当医と内科主治医の対診の結果，入院下で抗菌薬の点滴

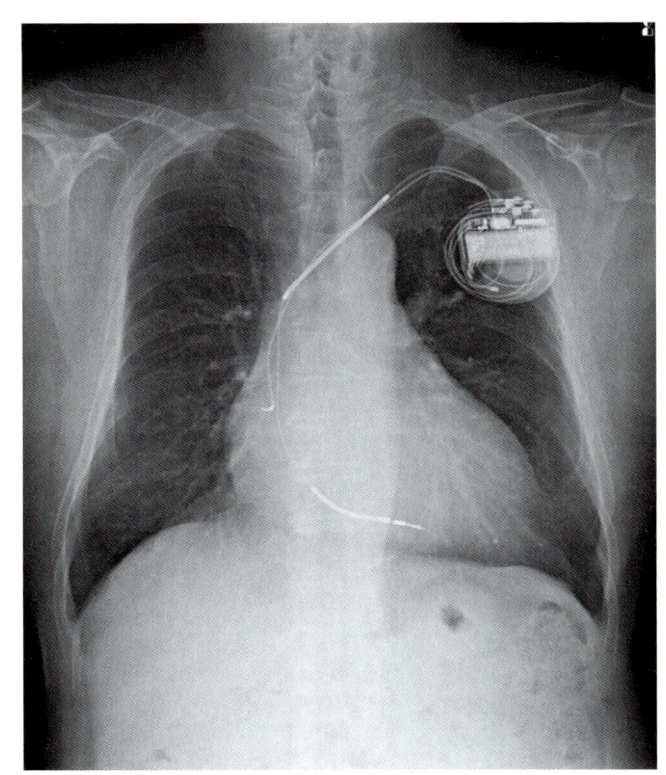

図15-4　ICD植え込み後胸部エックス線写真

を行いながら抜去しました．

入院前に止血シーネを作製しておきました．抜歯後は圧迫で止血が得られており，止血シーネは抜歯当日のみの使用ですみました．左下5の補綴治療中に右下45歯頸部歯肉に瘻孔形成がみられ，スケーリングを行いましたが，その際，抗菌薬を前投与しました．

プラークコントロール不良なため，おもに，ブラッシング指導を行いました．

ICD植え込み後（図15-4）であり，除石は念のためハンドスケーラーで施行しました．

初診時に，ペースメーカー，ICDなどの植え込みの確認を必ず行いましょう．患者さんはワーファリン®を内服しており，血液検査の結果，
PT　37.2秒
PT-INR　2.7
APTT　37.5秒で，延長がみられたので，ブラッシング時，スケーリング時には出血させないように注意しました．

経過良好であったため，一度，終診となりましたが，3か月後，「歯がしみる」との訴えあり，再度受診されました．経過観察していましたが，4か月後，右下5歯根破折のため，内科主治医と対診の結果，抗菌薬前投与のうえ抜去しました．

その後，プラークコントロールは不良で，歯周治療を再開しました．

ICDが植え込まれていることもあり，歯石の沈着に注意し，再度，プラークコントロールの重要性を話しました．易出血であることからプラークコントロールにて歯肉の炎症を抑え，2か月に一度，通院しています．ハンドスケーラーは，ほとんど使用しないで，PMTCで経過をみています（図15-5，6）．

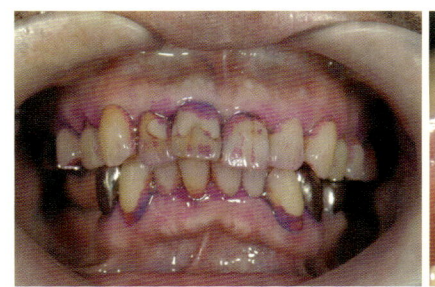

a：プラーク染色
歯頸部のプラークが著明でした．

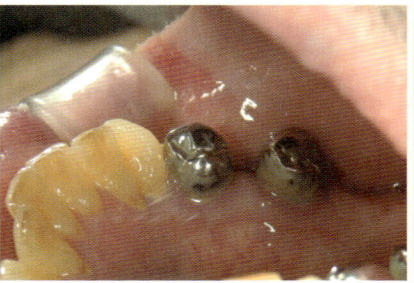

b：右下45が離開しており，舌側にプラークが多量に付着していました．

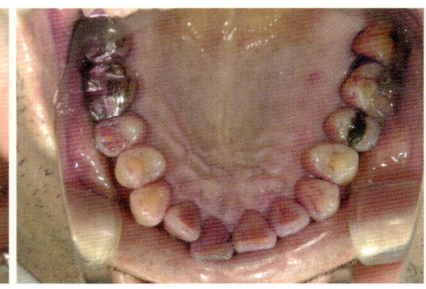

c：歯間部に食渣がみられます．染色部が多く，プラークコントロールが不良なことがわかります．

図15-5　再診時口腔内写真

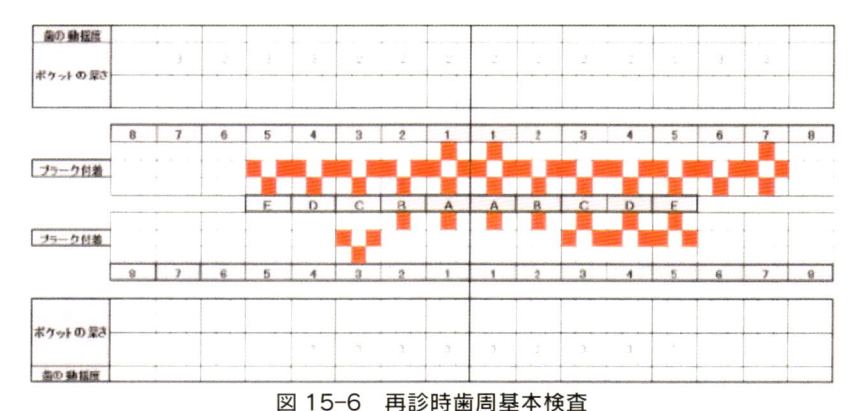

図15-6　再診時歯周基本検査
口蓋側・舌側のケアが苦手なのがわかります．

15 抗血栓療法を受けている患者さんが来院したら　　105

16 骨粗しょう症の患者さんが来院したら

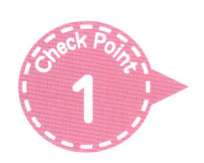

Check Point 1 歯科治療前

- ☐ 骨折
    特に，大腿骨頸部骨折や腰椎圧迫骨折など
- ☐ 骨粗しょう症の既往
- ☐ 診断された時期と治療薬の種類
    特に，ビスホスホネート系薬物（BP製剤）投与の有無

Check Point 2 歯科治療を開始するにあたり

- ☐ エックス線検査　→骨梁や皮質骨の所見

Check Point 3 歯科治療中の注意点

- ☐ 歯周病と骨粗しょう症の関係についての理解
- ☐ BP製剤投与中の外科処置

まず骨粗しょう症について知りましょう

骨粗しょう症は，骨強度（骨密度と骨の質）の低下によって骨折リスクが高くなる骨格の疾患と定義されています．一般的に，女性は45～55歳のあいだに更年期を迎え，この時期に女性ホルモンの急激な減少が生じます．それに伴って骨量が低下してきます．骨密度は，骨の強さを判定するための指標の1つです．骨密度の測定には，次の3つの方法があります．

DXA法：エネルギーの低い2種類のエックス線を使って，腰椎や大腿骨近位部の骨密度を正確に計測できます．

超音波法：かかとの骨に超音波を当てて測定します．

MD法：エックス線を使って手の骨と，厚さの異なるアルミニウム板を同時に撮影します．

骨密度の正常値は成人の平均値をもとにしており，次のように診断されます．

基準の
80％以上：正常　70～80％：骨量減少（要注意）　70％未満：骨粗しょう症

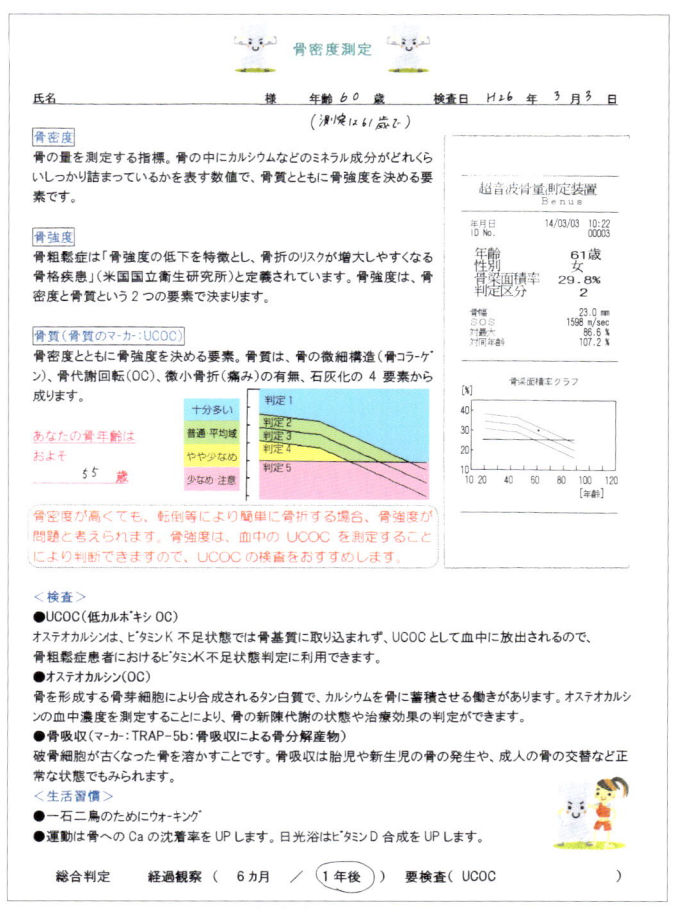

超音波法による結果例

16 骨粗しょう症の患者さんが来院したら　107

歯科治療前の評価をしっかり行いましょう

　女性ホルモンが正常に分泌されているときは骨代謝は活発に行われていますが，特に，閉経後5〜10年のあいだに，年間3％以上の骨量が減少し，10年間の平均骨減少量は20％を超えることが報告されています．そのまま治療しないで放置すると，さらに骨密度は減少し，大腿部頸部骨折や腰椎圧迫骨折を生じ，QOLが著しく低下します．特に，女性の高齢者では，自覚症状がなくても骨粗しょう症に罹患している可能性があります．

　骨粗しょう症の治療薬は，カルシウム製剤，活性型ビタミンD_3製剤，ビタミンK製剤，ホルモン剤，そして，ビスホスホネート系薬物（BP製剤）などさまざまです．BP製剤は，ビスホスホネート関連顎骨壊死（BRONJ）の発症に関係しており，特に，観血的処置を行う必要のある患者さんでは，薬物の種類，投与期間，投与方法など，詳細に聴取します．

　また，ステロイド療法を受けている患者さんは，ステロイド性骨粗しょう症のために骨粗しょう症の治療薬を処方されています．さらに，がんの既往があり，骨転移がみられる患者さんもBP製剤が投与されているので，注意が必要です．

歯科治療を開始するにあたり，次のことに注意しましょう

　歯科治療を開始するにあたりエックス線写真の撮影を行った場合には，目的とする病変の診断以外に，骨梁の変化にも注意します．特に，パノラマエックス線写真では，正常群に比べて，骨粗しょう症群では海綿骨領域の骨密度が低下しています．特に，下顎骨は，全身の骨密度を反映します．そこで，下顎骨の骨密度は，閉経後の女性の骨量減少の発見に有用であることが示唆されています．パノラマエックス線写真では，オトガイ孔下部の下顎骨皮質骨部の形態に注意します．

歯科治療中は，次のことに注意しましょう

（1）歯周病と骨粗しょう症の関連

　骨粗しょう症と歯周病の関連については，多くの報告があります．ここでは，稲垣らの報告をもとに説明します．

　日本人の歯周病と閉経後骨粗しょう症の関係について，骨粗しょう症の患者さんでは，対照群に比べプロービング時の歯肉出血率が高く，歯周病が進行傾向にあると報告されています．また，骨粗しょう症の自覚症状のない閉経後女性の歯周病患者さんの骨粗しょう症所見を調査した結果，腰椎骨萎縮が進行しているほど歯槽骨吸収が高度，プロービング時歯肉出血が高率で，歯周病の活動度が高い傾向を示しました．

　では，なぜ閉経後の骨粗しょう症は歯周病のリスクファクターになるのでしょうか．その原因は，エストロゲンの低下によると考えられています．エストロゲンは，骨代謝調節因子としてのサイトカイン分泌に影響します．歯周病の進行過程でエストロゲンが低下すると，顎骨の骨密度が減少し，歯周ポケット内ではさまざまなサイトカイン，プロスタグランジンの異常産生を生じ，歯周病の進行に影響すると考えられています．

　積極的な骨粗しょう症の治療は，歯槽骨の吸収に対しては抑制的な効果があることが報告されています．骨吸収抑制剤であるBP製剤は，歯周炎の進行を抑制する可能性が報告されています．また，カルシウムやビタミンDなどのサプリメントも，閉経後の歯周病患者さんの歯槽骨吸収を抑制する可能性があることが報告されています．

　大事なことは，たとえ骨粗しょう症に罹患していても，適切な歯周病の治療によってコントロールが十分可

能であるということです．

(2) BP製剤による顎骨壊死について

BP製剤は，骨粗しょう症のほか，骨ページェット病，悪性腫瘍の骨転移，多発性骨髄腫など，骨疾患の治療に広く用いられています．

BP製剤を投与中の患者さんは，顎骨壊死を生じることがあり，BRONJとよばれています．BP製剤を投与中の患者さんで骨の露出がみられた場合には，BRONJを疑います．多くは，抜歯などの外科的処置後に発症するので，無歯顎の部分に生じますが，下顎隆起や口蓋隆起に発症した報告があります．BRONJの診断基準を**表16-1**に，ステージ分類を**表16-2**に示します．

口腔内の不衛生は，BRONJ発症の重要なリスクファクターになるため，BP製剤が投与されている患者さんでは，口腔清掃指導，歯周病の治療はきわめて重要です．

a 治療

ステージ1：洗口剤や局所的な抗菌薬を用いて保存的治療を行います．

ステージ2：抗菌薬の長期投与により保存的治療が行われてきましたが，近年では外科的な治療も積極的に行われています．いずれにしても，処置に際しては，医師と歯科医師（口腔外科医）の情報交換と連携が重要です．

ステージ3：抗菌薬の使用と壊死骨の掻爬，また，全身状態に問題がなければ，顎骨の外科的な処置がおもに行われますが，一般に難治性で，治療に難渋する場合がほとんどです．

(3) BP製剤を投与中の患者さんの抜歯について

抜歯などの外科処置が必要な場合には，日本口腔外科学会のガイドラインに従って行います．

悪性腫瘍の骨転移などで注射用BP製剤を投与中の場合には，BRONJ発症のリスクと治療効果を勘案して，原則的にはBP製剤の投与を継続し，侵襲的歯科治療はできるだけさけ，保存的に治療します．

経口で投与中の場合には，侵襲的歯科治療に際して，投与期間が3年未満で，ほかにリスクファクターがない場合には，BP製剤の休薬は原則として不要です．しかし，投与期間が3年以上，あるいは3年未満でもリスクファクターがある場合には，主疾患の状況と歯科治療の必要性を十分検討したうえで，可能であれば休薬が望ましいと提言されています．休薬期間は3か月で，抜歯などの処置後，創部が完全に上皮で覆われる2～3週間後に再開されます．治療に際しては，医師，歯科医師，患者さんのあいだで十分な話し合いと同意が求められます．

抜歯などの侵襲的歯科治療を受けたあとも，定期的に歯科医師による口腔内の管理が重要です（p.137参照）．

表16-1 BRONJの診断基準（アメリカ口腔顎顔面外科学会）
ほかの遅発性治癒性疾患と鑑別するため，以下の特徴をすべてみたす場合

1	BP製剤による治療を現在行っている，または過去に行っていた．
2	顎顔面領域に露出壊死骨がみとめられ，8週間以上持続している．
3	顎骨の放射線療法の既往がない．

表16-2 ステージ分類（アメリカ口腔顎顔面外科学会）

ステージ1	無症状で感染を伴わない骨露出，骨壊死
ステージ2	感染を伴う骨露出，骨壊死，疼痛，発赤などの炎症症状を伴う．
ステージ3	疼痛，感染を伴う骨露出，骨壊死 骨壊死の範囲は広範囲に及び，皮膚に瘻孔や遊離腐骨をみとめる．

参考文献

1) 稲垣幸司 ほか：骨粗鬆症と歯周病，臨床栄養，111：867-874，2007
2) 稲垣幸司 ほか：骨粗鬆症と歯周病の関係に関する潮流から，The Bone，25：449-460，2011
3) 日本口腔外科学会 監：ビスホスホネート系薬剤と顎骨壊死～理解を深めていただくために～，ビスホスホネート系薬剤製造販売関連企業，2008
4) 重篤副作用疾患別対応マニュアル：ビスホスホネート系薬剤による顎骨壊死，独立行政法人医薬品医療機器総合機構，平成21年5月

症例 1

77 歳，女性

主　訴
顎の痛みのため食事摂取困難

現病歴
8 年前から，関節リウマチに対しステロイド薬で加療されていました．ステロイド性の骨粗しょう症のためにボナロン®を 8 年間内服，その後，ベネット®に変更になり内服を継続していました．

ボナロン®内服開始後に，近歯科医院にてインプラントを埋入しました．

インプラント埋入部位の疼痛がみられ，1 か月前よりベネット®の内服は自己判断で中止しました．顎骨大量骨融解症，もしくは全顎的顎骨壊死の疑いで近病院歯科から当科に紹介され，緊急入院となりました．

既往歴
・関節リウマチ（58 歳～）
・両側膝関節症（人工関節）

内服薬：商品名
ベネット（骨・Ca）
リウマトレックス（免疫，抗リウ）
セレコックス（非ステ）
ムコスタ（潰瘍）
アスパラ-CA（骨・Ca）
アルファロール（骨・Ca，腎）

口腔内所見
上下顎前歯部に，口腔内に露出した腐骨がみられ，その周囲の歯肉も壊死性の変化がみられました．

歯肉は出血しやすく，患者さんはセルフケアが困難な状態でした．

歯間部には食物残渣が著明にみられました（図 16-3）．

歯周基本検査の結果
歯肉縁上歯石はみられないものの，歯肉縁下歯石がみられました．残存歯は，すべて 4～6 mm の歯周ポケットを形成していました．

治療の開始
抗菌薬の投与とともに口腔ケアを開始しました．

全顎的に歯周病のため出血しやす

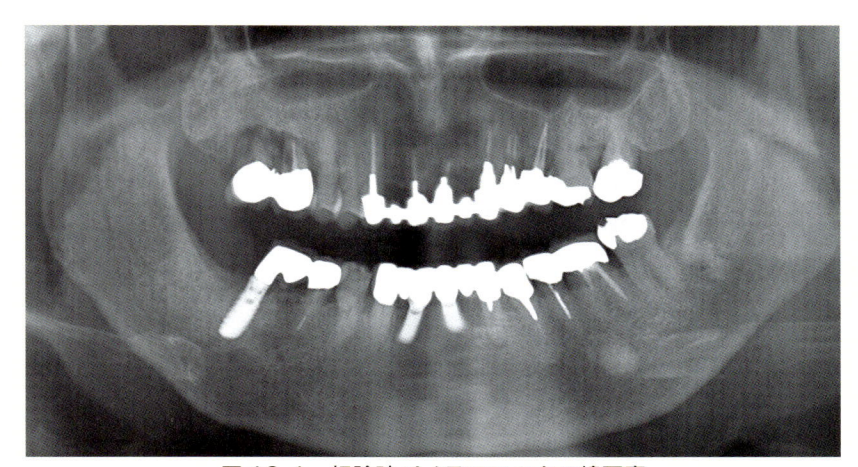

図 16-1　初診時パノラマエックス線写真

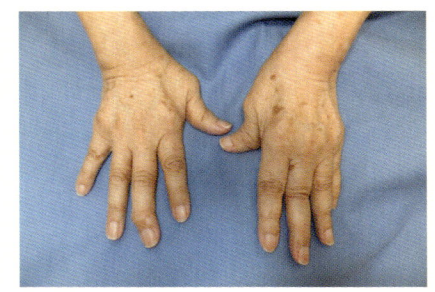

図 16-2　関節リウマチによる手指の変形
歯間ブラシなど小さい器具の使用は困難でした．

く，まずブラッシング指導から開始しました．歯は，ウルトラソフトの歯ブラシで，歯肉に当たらないように，そっと磨くように指導しました．上顎臼歯部は，歯肉退縮が著しく歯根がほとんど露出していたので，歯ブラシが当たりやすいように少しだけ開口し，頰粘膜が伸びるようにして歯ブラシを当てるように練習しました．歯周病が進行していたこともあり歯間空隙は大きかったのですが，MやLの歯間ブラシ（歯間空隙よりも少し細めのもの）で指導を行いました．歯間ブラシはむずかしく，出血が怖いとのことで，歯科衛生士が行いました．

少しずつ歯肉の状態が改善し，歯間ブラシによる出血も少なくなってきたので，「前歯から少しずつやってみる」といわれ，患者さん自身でできるようになりました．もともと関節リウマチによる手指の変形があり（図16-2），歯磨きはできるものの，歯間ブラシやタフトブラシなどの使用は困難でした．それでも患者さんが根気強く練習し，臼歯部も使用可能になりました．

歯肉の状態が改善されてきたので，超音波スケーラーを使用して歯石除去を行いました．歯肉の改善により，歯肉縁下歯石が歯肉縁上に露出し，除去しやすくなったので，出血もほとんどありませんでした．

その後，ベネット®の休薬から3か月以上が経ち，炎症が落ち着いたところで全身麻酔下に上下顎骨辺縁切除術が施行されました（図16-4）．

BP製剤を投与されている患者さんは，抜歯などの外科処置を行うと，副作用で骨髄炎や顎骨壊死の可能性があるため注意が必要です．そのなかには，SRPなどの歯周治療も含まれているので，抜歯などの小外科手術だけでなく，歯周外科なども注意が必要です．

本症例は，歯肉縁下歯石の除去はできるだけさけ，歯肉縁上歯石の除去とブラッシングにより歯肉の改善を待ちました．

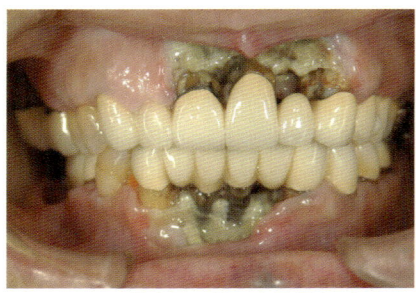

a：上下顎前歯部の著明な骨露出がみられました．

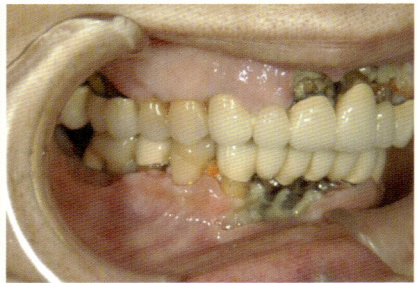

b：歯間部に食物残渣がみられました．

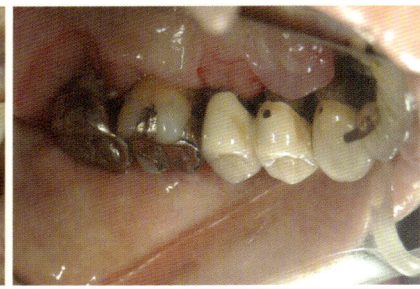

c：歯肉が剥離し，出血していました．

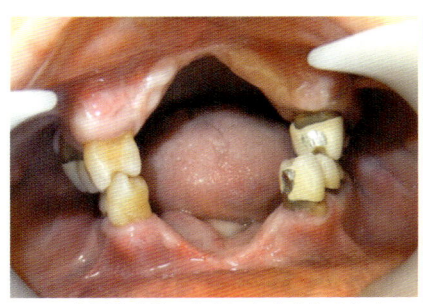

図16-3 初診時口腔内写真

a：腐骨除去後，完全に上皮化しました．

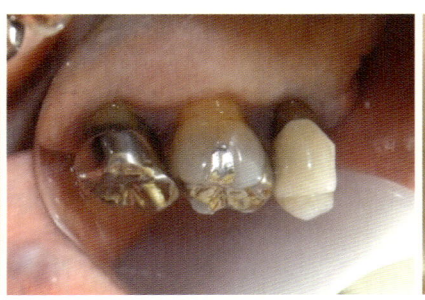

b：残存歯のケアは良好です．

c：トンネリングしている分岐部のセルフケアも良好です．

図16-4 術後1年口腔内写真

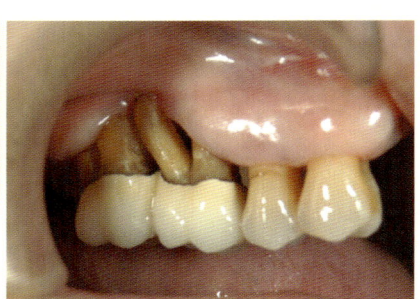

17 妊婦さんが来院したら

Check Point 1 歯科治療前

- ☐ 出産時期（妊娠週数）
- ☐ つわり（悪阻）の有無
- ☐ 嗜好品
- ☐ 楽な体位（左半側臥位）
- ☐ 産婦人科医との連携（妊娠高血圧症など，全身状態の確認）

Check Point 2 歯科治療を開始するにあたり

- ☐ 十分な問診
- ☐ 歯科治療は安定期（4〜7か月）に行う
- ☐ エックス線撮影時には腹部に防護エプロンを着用
- ☐ 貧血傾向
- ☐ 口腔内環境の変化
    - ・嗜好品の変化（味覚の変化）
    - ・ホルモンバランスの変化により唾液がねばつきやすい
        - →口腔内清掃不良になりやすい
- ☐ むくみ，口渇が出現しやすい

Check Point 3 歯科治療中

ブラッシング指導時

- ☐ 悪阻により口腔内清掃がうまくいかないとき
    - →含嗽だけでも効果があることを説明
- ☐ 歯周病は，低体重児や早産の可能性を高める
    - →口腔内清掃に対する患者さんのモチベーションを高める
- ☐ 口腔乾燥対策

歯周検査時

- ☐ 妊娠性歯周炎予防

スケーリング時

- ☐ 楽な体位で行う
- ☐ 疼痛などのストレスを与えないようにし，短時間での処置を心がける

まず妊娠について知りましょう

　妊娠は，病気ではなく生理現象の1つです．必要な医学治療や投薬を制限すべきではありません．しかし妊婦は，精神的，身体的に不安定な状態にあることも事実です．妊婦の歯科治療で大切なことは，今後の治療方針を明確にし，患者さんの不安を取り除くこと，また，母体への影響とともに胎児への影響を念頭において，必要性，安全性を第一に治療を進めることです．

　厚生労働省の人口動態統計によると，平成26年度（2014年）の出生数は100万1,000人で，前年の102万9,800人よりやや減少しています．出生率（人口千対）は8.0で，前年の8.2より下がりました．第1子出生時の母親の平均年齢は上昇傾向にあり，平成25年では30.4歳となっています．

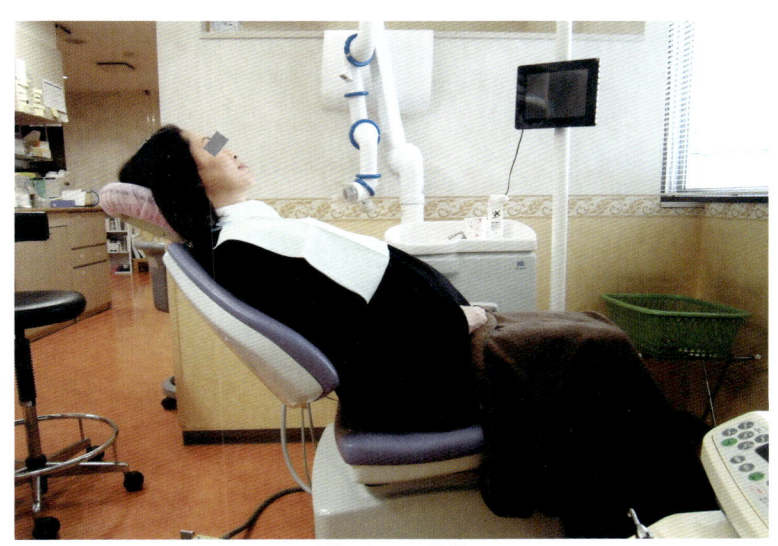

妊婦さんの体位

歯科治療前の評価をしっかり行いましょう

(1) 問　診

妊娠は，母体に対する負荷が大きく，ストレスに対する許容量は減少します．問診をしっかり行い，コミュニケーションをはかることにより，患者さんに安心をあたえ，それが信頼につながり，その後の治療がスムーズになります．

(2) 歯科治療

妊娠安定期（4～7か月）に行うことが望ましいとされています．原則として，歯科治療を行ってはいけない時期はありませんが，悪阻や流産，早産の可能性を考えると，妊娠安定期に歯科治療を行うのが望ましいことです．妊娠後期になると，急な体位の変化により立ちくらみなどを起こすことがあるので，あまり椅子は倒さず，楽な体位で行いましょう．

(3) エックス線写真撮影

撮影時には，腹部に防護エプロンを装着しましょう．歯科撮影は，性腺，子宮から離れており，胎児への放射線の影響はほとんどありません．しかし，エックス線写真を撮影する場合には，必要最小限の範囲で行い，腹部には防護エプロンを着用しましょう．

※地球上で1年間に浴びる自然放射線量は，日本でおよそ2.3ミリシーベルトです．同じ放射線量で，デンタルエックス線フィルムは150枚，パノラマエックス線写真は100枚撮影できることになります．また，デジタルエックス線装置の場合には，従来のエックス線撮影の1/2～1/10の被曝量ですみます．さらに，防護エプロンを使用すると，エックス線を1/100程度に減弱させるため，被曝量は，かぎりなくゼロに近くなります．

(4) 貧血傾向

妊娠中に，ヘモグロビン11.0 g/dL未満，ヘマトクリット33.0％未満の場合を，妊娠貧血といいます．妊娠中は，妊娠初期から血漿量が増加し，8～12週では10～20％増加，妊娠30週以降は約50％増加となるため血液が希釈され，見かけ上の貧血がみられるようになります．妊娠中は，赤血球が増加し，胎児への鉄の供給も必要になるため鉄欠乏になりやすく，普段の3倍の量の鉄が必要になるといわれています．

厚生労働省の食品摂取基準によると，1日の鉄の必要量は20～49歳の女性で6.5 mg，妊娠中では約3倍の19.5 mgとされています．

(5) 口腔内の変化

妊娠期は，女性の一生のなかで，口腔内のトラブルを起こしやすい時期といえます．

原因として次のことが考えられます．

○女性ホルモン（エストロゲン，プロゲステロン）の分泌が増加　→う蝕，歯周病菌の細菌叢，口腔内の血管系，細胞，免疫応答に影響を与えます．また，唾液の分泌量や粘稠性も変化します．

○食生活，ライフスタイルが乱れ，栄養摂取が偏りがちになります．　→たとえば，酸味の強い食品，清涼飲料，甘味料をとる頻度が高くなります．

○子宮の増大により胃が圧迫され，1回の食事摂取量が減り，食事回数が増えます．

○つわり（悪阻）のため十分に口腔清掃が行えず，細菌性プラークが停滞します．

ホルモンバランスの変化により嗜好品の変化が起こりやすく，口腔内環境が変わります．唾液がねばつきやすいので食物残渣が付着しやすく，唾液が酸性に傾き（つわりがあると胃酸の逆流により酸性に傾く），口腔内細菌が増殖しやすい環境になることが多いので，口腔内を衛生的に保つことが重要です．

(6) むくみ，口渇が起こりやすい

妊娠するとむくみやすくなるのは，体内の血液と水分のバランスがくずれやすいためです．血液は，赤ちゃんの栄養を，胎盤をとおして運ぶ大切な役割をもっています．そのため妊娠中は，通常よりも血液量が増加します．その血液から体液が漏れると，皮下組織に水分として溜まってしまいます．

また，妊娠悪阻や妊娠糖尿病により口渇症状が出現することがあります．

薬物投与では，次のことに注意しましょう

投薬は，なるべくさけるべきですが，やむを得ず使用する場合（治療上の有益性が危険性を上回る場合）には，産婦人科の医師と連携し，用法・用量を守って服用してもらいます（必要最小限にとどめましょう）．

投与方法（安全性の高い順）
局所投与 ＞ 経口投与 ＞ 静脈内投与

（1）局所麻酔

歯科で使用する局所麻酔薬を妊娠時に投与され，奇形が発生したという報告はありません．しかし，器官形成期である妊娠12週まで（ただし，受精から着床までの1週間は母体からの薬物の影響を受けないので除く）は，なるべくなら，一切の薬物の投与はさけたほうが良いでしょう．

麻酔薬は，胎盤をとおして胎児にも移行します．現在，一番使用頻度の高いリドカインなどは，胎児の血中濃度も母体の血中濃度のほぼ50％まで上がります．ただ，通常使用する程度の量であれば，特に問題はないとされています．歯科の局所麻酔薬には，麻酔の作用時間を延長させるために血管収縮薬が入っています．妊娠後期には，いくらか子宮の収縮・弛緩に影響することがあるので，その時期は，血管収縮薬なしの局所麻酔薬を使用したほうが良いでしょう．

（2）鎮痛薬

妊婦にはアセトアミノフェンが推奨されます．

非ステロイド性抗炎症薬（NSAIDs）は，多くは禁忌とされています．

（3）抗菌薬

○抗菌薬の経胎盤移行率：20〜30％

❗妊娠初期（着床から約12週ころまで）が胎児の器官形成期であるため，催奇形性のある薬物，胎児毒性の強い薬物の使用は禁忌

○妊娠末期は，薬物の胎児への移行が問題となります．胎盤を介して移行した薬物は体内に残留し，胎児血中濃度は母体より上回ることもあります．

a 妊婦に安全に使用できる抗菌薬

βラクタム系薬物（ペニシリン，セフェム）：比較的安全で選択毒性に優れ，吸収・排泄がすみやかです．

マクロライド系薬物：安全性に優れますが，胎児は代謝能が未熟なため，薬物が胎内に残留することによって起こる臓器毒性に注意が必要です．

b 妊婦には使用をさけるべき薬物

テトラサイクリン系薬物：胎児，新生児の骨や歯に沈着し，骨，歯の成長阻害を引き起こす可能性があります．

ニューキノロン系薬物：妊婦に対する安全性は確立されていません．母乳への移行が報告されているため，小児の骨の発育異常や神経障害をもたらす可能性があります．

c 授乳中の薬物投与

ほとんどの薬物は，母体の血中から乳汁中へ移行するため，影響がないとはいえません．比較的安全とされるペニシリン系・セフェム系薬物の使用を推奨します．

それでも心配な場合には，薬物の影響を少なくするために，母乳のストックや授乳直後に薬を内服するなどの工夫をすると良いでしょう．

参考文献
1) 歯科におけるくすりの使い方，デンタルダイヤモンド，2002
2) 薬 '15/'16，クインテッセンス出版，2014

症例 1

25歳，女性
妊娠24週6日

主 訴

右下の親知らずに膿がたまり，痛みが強く，食事がとれない．

初診時，口腔内は汚染著明，開口障害（1.5横指程度）

内服薬：商品名

かかりつけ産婦人科主治医より
ケフポリン（抗菌）
カロナール（非ステ）

口腔内所見

開口障害があり，開口量は1～2横指程度でした．

全顎的に歯肉腫脹がみられ，特に，左上34，右下8周囲の歯肉にはプラーク付着が著明で，清掃不良の状態で，智歯周囲炎を起こしていました．

治療の開始

ブラッシング指導を行うために部分的に染色し，どこにプラークが残っているのか鏡を見ながら，やわらかい歯ブラシの毛先を，丁寧に歯肉と歯との境目に当てて清掃するように説明しました．

右下8は半埋伏歯で，対合している上顎臼歯で歯肉を噛み込んでいるため，疼痛や腫脹が強く，食事もうまくとれない状態がつづいていました（図17-2）．

普段のブラッシングは，1日朝・夕のみの2回でした．

痛みが出てからは4～5回行っていたそうですが，プラーク染色では，ほとんど歯ブラシが届いていないことがわかりました（図17-3）．

具体的なブラッシングの方法として，右下8周囲の歯肉弁となっている歯肉の下に，毛先の細いワンタフトシステマ®を滑り込ませるように入れて清掃するように，鏡を見ながら実際に行ってもらい，コンクールF®で洗浄し，ペリオフィール®を塗布しました．15分程度は洗口しないよう注意し，薬はそのまま継続するように話しました．

ほかの歯と歯肉も，同様に歯ブラシがうまく当たっていないことを確認し，1本1本丁寧に歯を清掃するように説明しました．

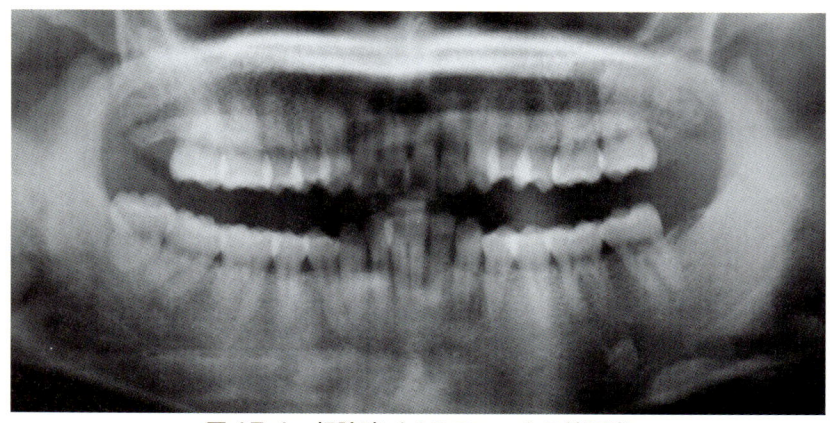

図17-1 初診時パノラマエックス線写真

開口障害のため，口内法でのエックス線撮影は無理な状態でした．さらに，安定期に入っていること，鉛入りエプロンを装着して腹部を防護することを話し，患者さんの同意が得られたので，半埋伏智歯の状態を確認するために，パノラマエックス線写真を撮影しました（図17-1）．

幸い，智歯は水平埋伏ではなかったので抜去は行わず，丁寧に口腔清掃を行ってもらうことにしました．抜歯を希望される場合には，出産後に行うことを説明しました．

〈初診から4日後〉

初診日よりも口腔内の清掃状態は改善されていましたが，まだ右下8周囲の歯肉から出血している様子がうかがえました．

開口状態は，前回よりも改善しており，患者さんも楽になってきているとのことでした．

ここで，担当医師より消炎のための鎮痛薬と抗菌薬4日分が追加され，もう少し経過をみることになりました．

〈初診から1か月半〉（図17-4）

このころには状態は落ち着き，腫脹していた右下8の歯肉の炎症も治まり，歯の形態が見えてきており，食事も普通にとれるようになり，開口量ももとに戻りました．

この状態で，歯周基本検査と歯石除去を開始しました．

出血すると，歯周病菌が血液を介して胎児に影響を与える可能性があるため，日常の口腔清掃の重要性を理解してもらい，歯石除去は，手技に注意して行う必要があります．

歯周病と妊婦

歯周病に罹患した妊婦は，そうでない妊婦に比べ37週以前の早産や低体重児出産の可能性が高くなることを話し，今後セルフケアの向上を目指していくための動機づけとなるよう説明しました．

歯周病菌，細菌産生の炎症物質が増加し，血液を介して炎症を拡大させ，子宮の収縮，子宮頸部の拡張を誘発し，早産を起こす一因となる可能性があることなども話しました．

また，妊婦の患者さんは，急な体位の変化により立ちくらみなどを起こすことがあるので，治療中は，あまり椅子を倒さないように配慮することも大事です．

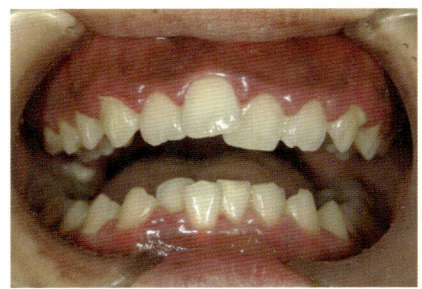

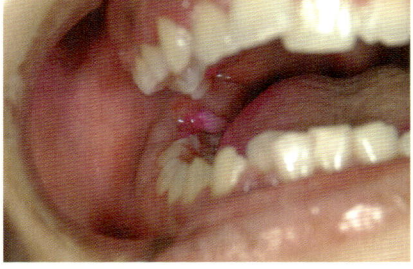

図17-2 初診時口腔内写真

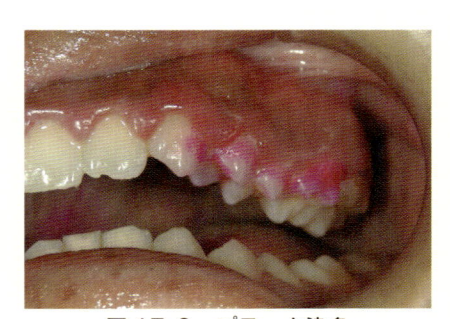

図17-3 プラーク染色

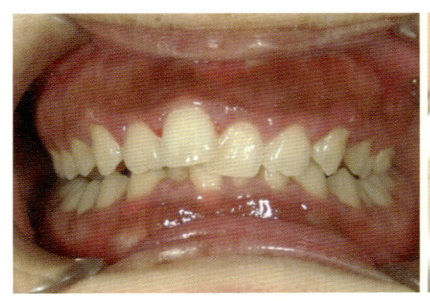

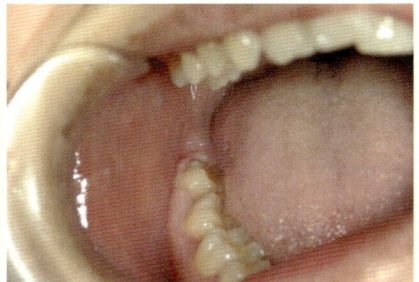

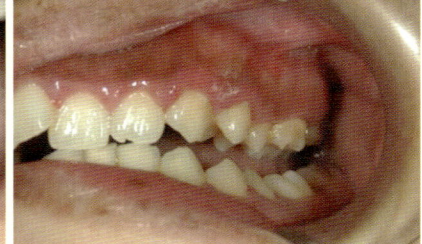

図17-4 初診から1か月半後の口腔内写真

17 妊婦さんが来院したら　117

18 肝炎など感染症の患者さんが来院したら

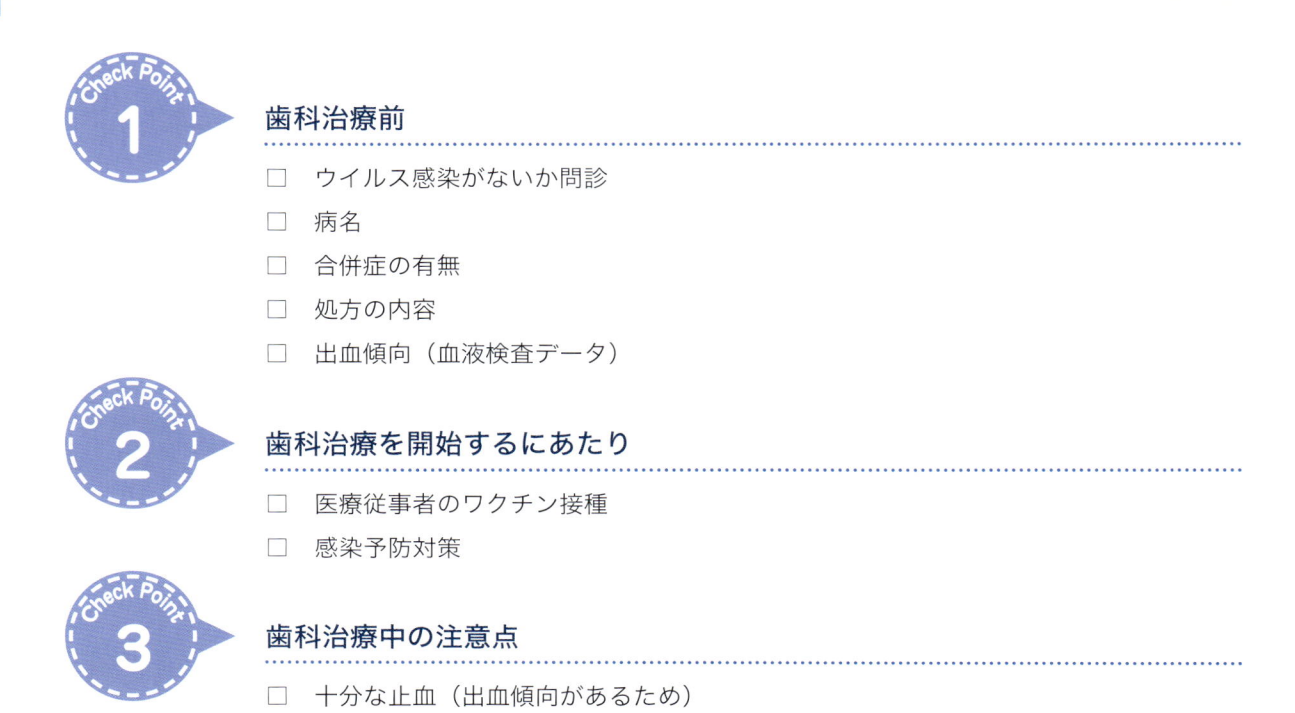

Check Point 1 歯科治療前

- □ ウイルス感染がないか問診
- □ 病名
- □ 合併症の有無
- □ 処方の内容
- □ 出血傾向（血液検査データ）

Check Point 2 歯科治療を開始するにあたり

- □ 医療従事者のワクチン接種
- □ 感染予防対策

Check Point 3 歯科治療中の注意点

- □ 十分な止血（出血傾向があるため）

まず肝炎について知りましょう

　肝疾患には，肝炎，肝硬変，肝がんなどがあり，原因として，肝炎ウイルス，アルコール，肥満，薬物，自己免疫性などがあります．急性肝炎は，肝細胞に急性炎症をきたし，全身倦怠感，黄疸，発熱などの症状と，血液検査により肝酵素（AST，ALT）の上昇がみられる疾患です．慢性肝炎は，肝臓の炎症が6か月以上持続するもので，70%がC型肝炎ウイルス，20%がB型肝炎ウイルスによるものです．慢性肝炎が少しずつ進行し肝硬変になると，肝細胞がんに移行することがあります．

　肝炎ウイルスには，A型〜E型の5種類があり，A型とE型は経口感染，B型，C型，D型は血液や体液を介して感染します．A型肝炎は，急性肝炎で発症し，慢性化することはなく，ほぼ治癒します．B型肝炎ウイルスに初感染すると急性肝炎を起こし，ウイルスの排除により大部分は治癒しますが，一部は慢性化することがあります．C型肝炎は，ウイルス性肝炎のなかで最も慢性化しやすいといわれています．

　肝硬変は，慢性肝疾患の終末像で，非可逆的な経過をたどり，最終的に肝不全に至ります．肝機能がある程度保たれている代償期と，肝機能障害が進行した非代償期に分けられます．非代償期では，高度の肝機能障害や門脈圧亢進症を起こします．

　肝がんは，多くは慢性肝炎や肝硬変などの慢性肝疾患を背景に発生します．

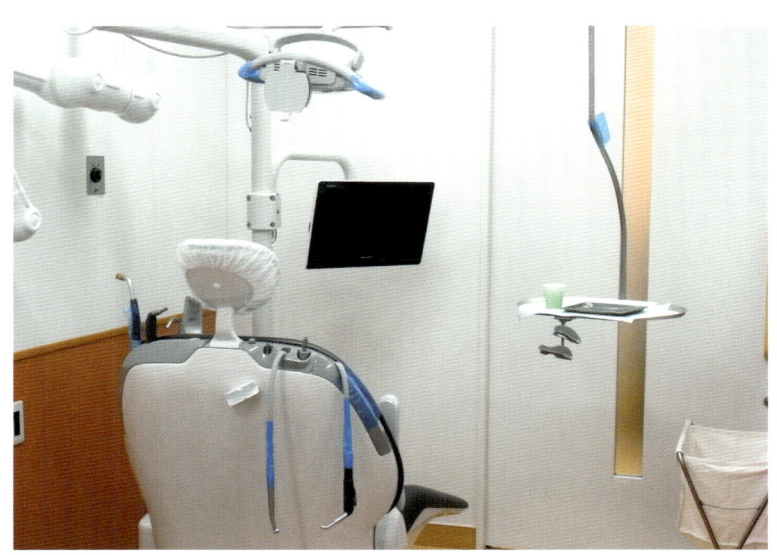

器具にビニールをかけて感染対策

歯科治療前の評価をしっかり行いましょう

○輸血歴，刺青・タトゥーの有無，家族歴，アルコール摂取，肥満などの既往歴を聴取し，肝炎ウイルス感染症の可能性があるか検討します．
○肝疾患がある場合には，肝炎の種類，血液検査データを確認します．

　肝疾患が進行すると血小板減少，凝固因子産生低下により出血傾向がみられ，観血的処置を行う場合に，止血困難になる可能性があります．

※肝臓で産生される凝固因子の産生低下によりPT，APTTが延長します．また，門脈圧亢進により脾臓の血液がうっ滞して脾機能が亢進し，汎血球減少（特に血小板減少）がみられます．

○内服薬を確認します．

　自己免疫性肝疾患の場合には，ステロイド薬や免疫抑制薬が投与されていることがあります．傷が治りにくく，感染しやすい傾向があるため注意しましょう．

歯科治療を開始するにあたり，次のことに注意しましょう

　血液による曝露（針刺し事故）により医療従事者の血清中のウイルス抗体が陽性になる可能性は，B型肝炎ウイルスが30％，C型肝炎ウイルスが3〜10％とされています．B型肝炎ウイルスは感染力が強く，医療従事者が針刺し事故で感染するケースが多いといわれています．ウイルス感染に対する共通した感染予防策として次のことを厳守しましょう．

○B型肝炎ウイルスに対してHBワクチンが開発されています．

　医療従事者は，ワクチンの予防接種が必須です．また，定期的にHBs抗体を測定し，10 mIU/mL以下であれば接種します．

○ディスポーザブル手袋，マスク，エプロン，ゴーグル，帽子，術衣を使用し，血液・体液の曝露から防御します．

○血液のふれるもの（注射針，針，メスなど）は，ディスポーザブルのものを使用します．

○タービンヘッド，ハンドピースなどは，患者さんごとに取りはずし，器具も患者さんごとに滅菌します．

○絶対に，使用後の注射針のリキャップはしないようにします．

○使用後の針，鋭利器材は，ただちに廃棄ボックスに廃棄します．

針刺し事故を起こしたら

○患者さんが感染症かどうかにかかわらず即時に治療を中断し，受傷部位を流水と石ケンでよく洗浄します．
○責任者に報告します．
○血液検査を行います．
○B型肝炎予防ワクチンが接種されていない場合には，抗B型肝炎ウイルス抗体を早期に投与します．
○定期的に血液検査を行い，経過を観察します．

歯科治療中は，次のことに注意しましょう

○食道静脈瘤をもつ患者さんの場合には，破裂をさけるために過度のストレスや血圧上昇に注意します．
○肝疾患が進行すると出血傾向がみられるため，歯周基本検査やスケーリング時には，不用意に出血させないように注意します．出血したら，止血をしっかり行います．
○非ステロイド性抗炎症薬（NSAIDs）の長期投与は，肝機能障害が悪化するため控えます．

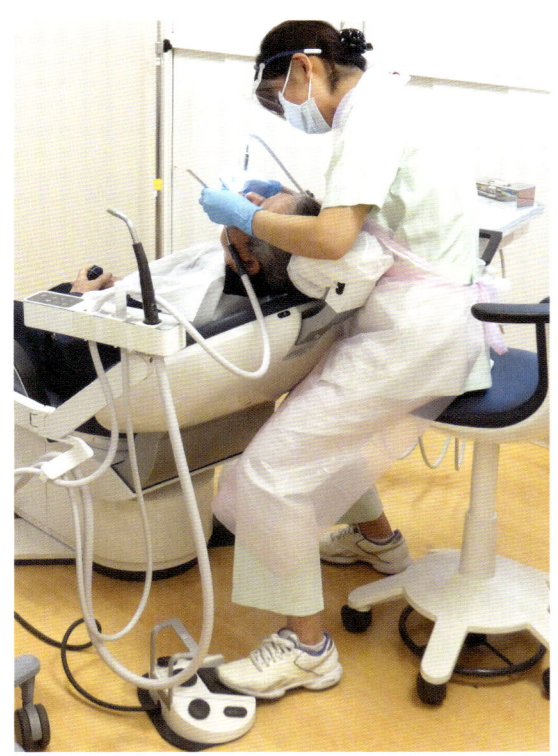

ディスポーザブルエプロンの着用

症例 1

70歳，女性

主 訴

右下の歯肉からの出血が止まらない．
朝，歯肉出血を生じ，止血しないため通院中の当院内科を受診，当科に紹介されました．内科にて止血剤が点滴されていました．

既往歴

・慢性心房細動
・逆流性食道炎
・C型肝炎
・口腔扁平苔癬

内服薬：商品名

ワーファリン（抗血栓，脳卒・認）
タケプロン（潰瘍）

全身所見

めまい，ふらつきがありましたが，顔色は正常でした．

口腔内所見

全顎的に辺縁性歯周炎がみられ，歯肉の腫脹・発赤がありました（図18-3）．肝機能には異常がないことから，歯周病と抗血栓療法による出血が疑われました．血液検査の結果，PT 24.2秒，APTT 37.4秒で，延長がみられました．
初診時，出血部位の圧迫による止血処置を行い，翌日より歯周治療を開始しました．

歯周基本検査の結果

歯肉の腫脹・発赤があり，出血しやすい状態でしたが，プロービング圧に注意しながら，そっと行いました．数か所から出血がみられましたが，すぐに止血しました．動揺歯もありませんでした．しかし，今回出血した部位に歯周病の進行がみられました．歯周ポケットは5mmで，排膿もありました（図18-1）．

治療の開始

患者さんはC型肝炎のため，処置前には，感染予防対策を行いました．できるだけディスポーザブルの器具・器材で対応し，ビニールエプロン，防護メガネ，マスク，グローブを装着しました（p.25，図6-2参照）．

図18-1 1回目の歯周基本検査
出血部位の右下は，歯周ポケット5mmでした．歯の動揺度0

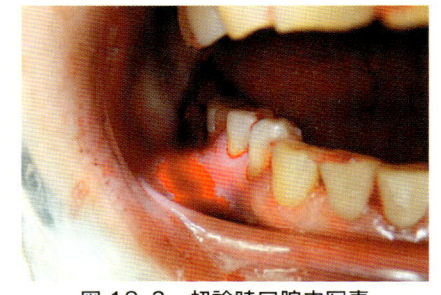

図18-3 初診時口腔内写真
右下臼歯部歯肉から出血がみられました．

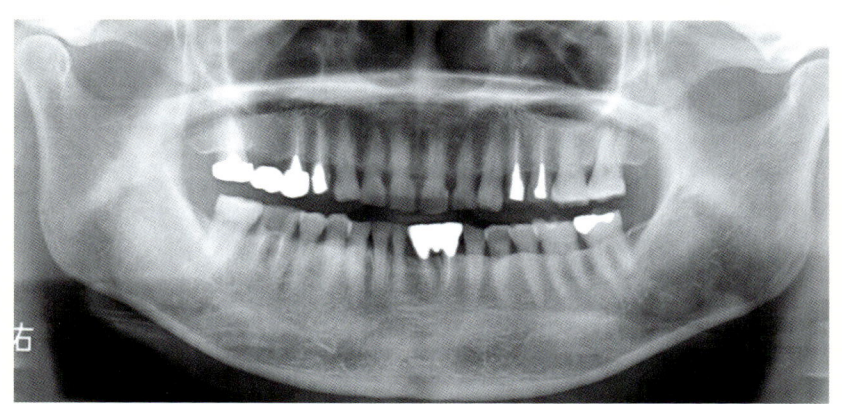

図18-2 初診時パノラマエックス線写真
歯槽骨の吸収はほとんどみられませんでした．

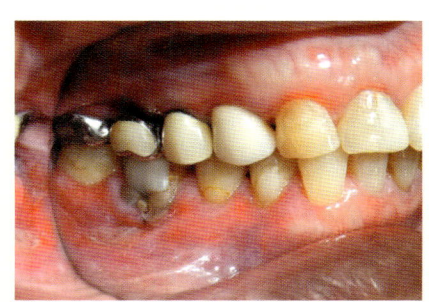

図18-4 初診翌日の右下歯肉
出血はみられませんでした．

ブラッシング指導時にも，唾液や血液が飛散するので，必ずゴーグルを装着しました．プラーク染色を行うと，プラークスコアは52％でした．セルフケア時にも，ときどき出血するとのことで，やわらかめの歯ブラシの使用を勧め，プラークの除去を徹底しました．歯間ブラシは，歯間空隙よりも少し細めのSSでケアするようにし，あまり歯肉に当たらないように，そっと行いました．

両側の頰粘膜から下顎臼歯部の歯肉頰移行部にかけて口腔扁平苔癬がありました．歯ブラシのヘッドが大きいと，ヘッドが炎症部位に当たり，刺激されて頰粘膜などから出血することがあるので，ヘッドが小さくピンポイントで磨けるタフトブラシの使用を勧めました．手鏡を使ってタフトブラシの使い方を見ていただき，患者さん自身で使用してもらいました．

スケーリングは，歯肉縁上歯石の除去のみとし，炎症が強い部位はさけ，ブラッシングでの効果を待ってから行いました．スケーリング時に使用したハンドピースやスケーラーチップは，処置後すぐにユニット本体からはずし，使用後の器具による擦過傷などに注意しました．

診察終了後は，滅菌できるものはすべて滅菌し，ディスポーザブルのものは破棄しました．片づけの際にも，歯科用ピンセットなど先が鋭利なものは注意が必要です．

1か月ごとの経過観察と歯周治療を行っていましたが，口腔扁平苔癬による歯肉のびらんの増悪がみられ，ステロイド薬が処方されました．1か月後，同部位から再び歯肉出血を生じ，止血困難となり，めまい，ふらつくためストレッチャーで来院されました．

採血の結果，PT-INR 2.9（延長あり）で，歯科医師により止血薬の点滴と局所麻酔下で縫合処置が行われました．心電図や血圧をモニターしながら処置を行い，処置中に気分不快，応答が鈍くなったためショック体位で経過観察したところ，徐々に回復しました．

その後も毎月，口腔扁平苔癬の経過観察と歯周治療のために通院中です．歯頸部にプラークが多く付着することがあり，そのつど汚染部位について指導を行っています．

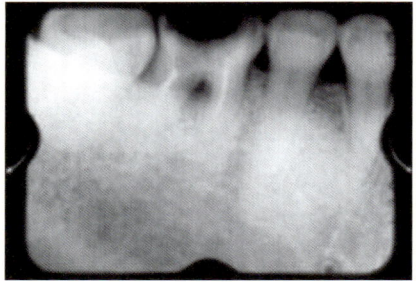

a：初診から1か月後

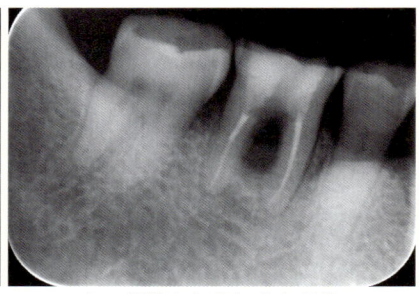

b：初診から2年6か月後
根分岐部の骨吸収が進行しています．

図18-5　右下6デンタルエックス線写真

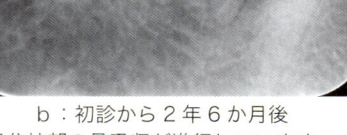

a：右下6近心根のくさび状欠損が著明です．

図18-6　初診から3年後口腔内写真

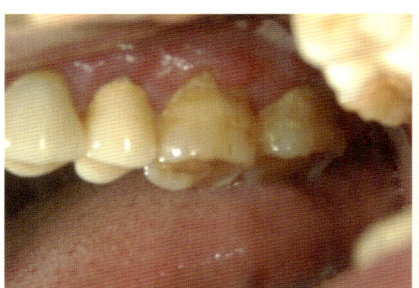

b：左上567の歯肉の腫脹・発赤が目立ちます．プラークの付着も著明です．

c：磨きづらく，出血しそうなところは，タフトブラシで磨きます．

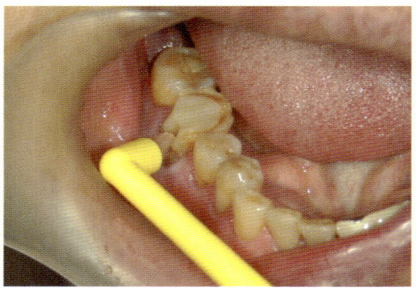

図18-6　つづき

症例 2
53歳，男性

主　訴
口腔内の違和感と，内科受診時に「歯が抜けた」と主治医に訴えがあり，当科に紹介受診となりました．

既往歴
- C型肝炎
- アルコール性肝硬変（41歳〜）
- 糖尿病（41歳〜）
- 胃潰瘍
- 過敏性腸症候群

使用薬物：商品名
- セルシン（不安・睡）
- キネダック（糖尿）
- ウルソ（胆）
- アンプラーグ（抗血栓）
- エパデールS（脂質，抗血栓，腎）
- ロペミン（腸）
- レンドルミン（不安・睡）
- ロキソニン（非ステ）
- ランタス注（糖尿）
- ノボラピッド注（糖尿）

全身所見
特に異常はありませんでした．

アレルギー：なし

生活習慣
飲酒：あり，週4日，1回500 mL程度の酎ハイ，飲酒後，歯磨きしないで寝ることもある．
喫煙：あり　4〜5本/日

口腔内所見
C4が4本あり，抜歯適応（図18-7）．

歯周基本検査の結果
数歯において4〜5 mmの歯周ポケットの形成がみられました．プラークスコア約36％で，歯頸部にプラークが多く，歯頸部う蝕が著明でした（図18-8）．

治療の開始
糖尿病の血糖コントロール不良で，HbA1cが13.2％であったため，主治医と相談し，内科で入院下にて糖尿病の血糖コントロール後に抜歯を検討しました．

血液検査の結果，肝細胞中に含まれる酵素であるAST 149 IU/L，ALT 115 IU/Lは高値であり，アルコール摂取で高くなるγ-GTPも270 IU/Lと高値でした．

血小板数は，10万/μLと若干低値でしたが，特に止血困難なエピソードはないとのことでした．

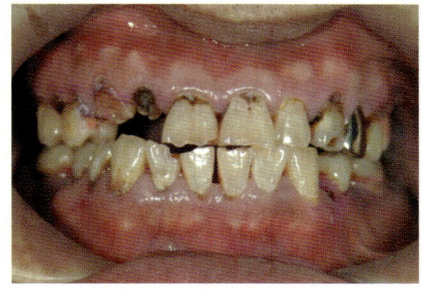

a：歯頸部う蝕が著明でした．

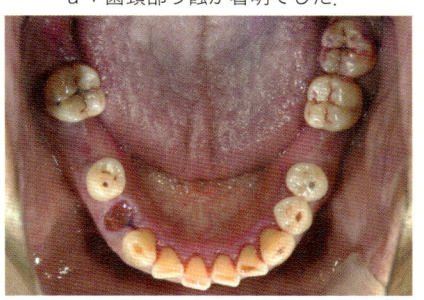

b：プラーク染色
染色部はあまりみられず，咬耗がみられました．

図18-7　初診時口腔内写真

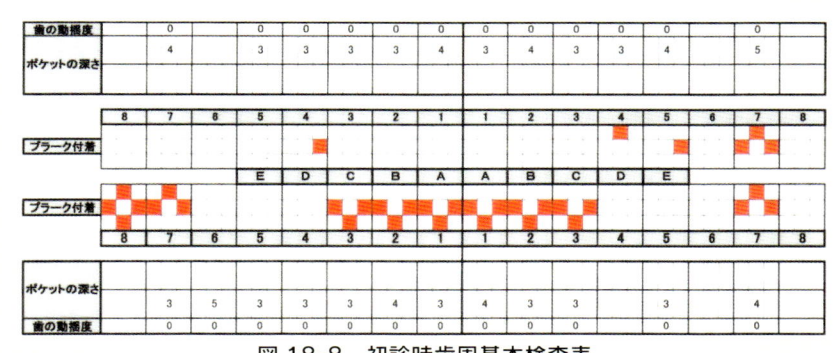

図18-8　初診時歯周基本検査表
歯周ポケット4〜5 mm程度が散在していました．

〈歯周治療開始前の問診〉
○歯磨き回数
　2回/日，食後（昼・夜），1分程度
○歯ブラシのかたさ：かためorふつう
○補助器具：なし
○間食：不規則
　（まんじゅう，クラッカー，飴など）
○歯科最終受診歴：3～4年前（う蝕治療のため）
○抜歯歴：あり（う蝕のため）
○職業：4tトラックの運転手/重い荷物を運搬時に，歯を食いしばることがある．
○家族：現在は一人暮らし
○刺青・タトゥーの有無：あり

これらの内容をふまえて歯周治療を計画しました．プラークスコアが高値ではないため，ブラッシング指導よりも食事指導を優先し，間食のとり方について患者さんと相談しました．甘いものが好きなので，どうしても間食してしまい，口が寂しくなると飴をなめてしまうとのことでした．

〈間食のとり方の指導内容〉
○間食は，できるだけ時間を決めてとること．
○間食後も含嗽や歯磨きを行うこと．
○飴ではなく，キシリトールのガムなどに変えてみてはどうか．

飲酒後の歯磨きの徹底を指導し，糖尿病やアルコール性肝硬変のことを考慮し，アルコールの摂取を控えるように指導しました．

指導後，処置開始前に当日の食事摂取時間と血糖値を確認しました．空腹時の処置は低血糖を起こすこともあるのでさけ，食後約1時間であること，当日朝の血糖値も問題がないことを確認し，処置を開始しようとしたところ，上半身に発汗が多量にみられ，気分を問うと「低血糖の気がする」と訴えたので，看護師に報告し，血糖を測定しました．血糖値は30 mg/dLと低く，低血糖発作を起こしていました．すぐにブドウ糖20 gを摂取してもらいました（図18-10）．その後の血糖値は104 mg/dLでしたが，処置はせず，次回に延期しました．

再診時には低血糖発作に注意しながら，モニターをすぐ近くに準備し，声かけと患者さんの表情や発汗の有無を確認しながらスケーリングを行いました．C型肝炎があり，易出血，易感染であることから，歯周基本検査時やスケーリング時には，できるだけ出血させないように努めました．血小板数は13万/μLで，止血は問題ありませんでした．

処置の際は，必ず感染防御対策を行います．ディスポーザブルのマスク，防護メガネ，グローブ，ビニールエプロンの着用は必須です（p.25，図6-2参照）．器具の取り扱いには細心の注意を払います．

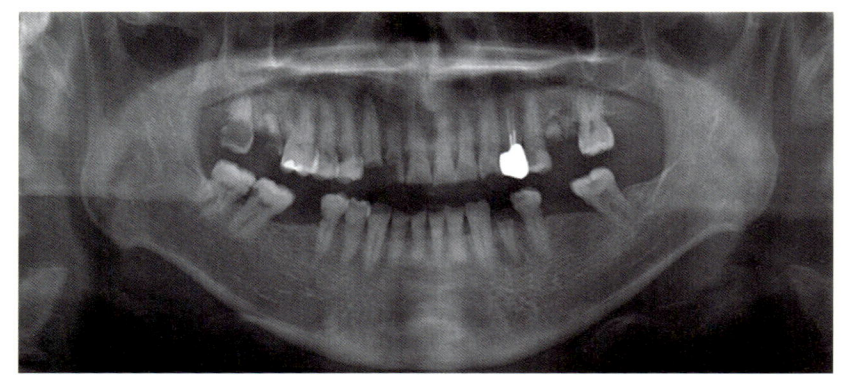

図18-9　初診時パノラマエックス線写真
歯槽骨の吸収はみられませんが，う蝕が多数みられました．

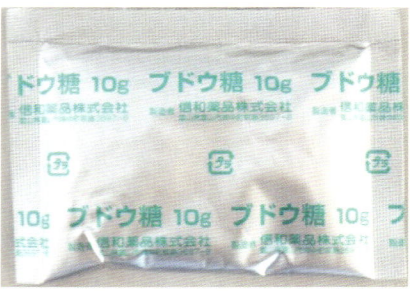

図18-10　ブドウ糖10 g
低血糖時に服用します．

19 がんの患者さんが来院したら

Check Point 1　口腔ケア前

- [ ] 病名および治療経過
  がん治療状況（手術療法，化学療法，放射線療法，緩和治療）の把握
- [ ] 心理状態の把握（告知の有無，余命予後）
  延命処置の意思の確認
- [ ] 口内炎の評価と疼痛の評価
  CTCAE：Common Terminology Criteria for Adverse Events
  NRS：Numeric Rating Scale
  VAS：Visual Analog Scale
  VRS：Verbal Rating Scale
  FRS：Face Rating Scale

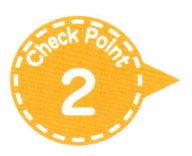

Check Point 2　口腔ケアを開始するにあたり

口腔ケアの目的
- [ ] 周術期の肺炎（誤嚥性，人工呼吸器関連），手術部位感染（SSI）の予防
- [ ] 化学療法や放射線治療の支持
- [ ] QOL の維持
- [ ] 患者さん家族の心のケア

口腔ケアの計画
- [ ] 治療に伴う合併症と免疫力低下に注意する

Check Point 3　口腔ケア中

- [ ] 危険なサインが出たら口腔ケアは中止！
  白血球数の低下，ナディア期（G-CSF 投与中），発熱性好中球減少など
- [ ] ケアの時期は，がんの積極的治療の 2 週間前後がベスト
- [ ] がん患者さんにみられる口腔粘膜疾患と治療に伴う顎骨病変
  ビスホスホネート系薬物関連顎骨壊死（BRONJ）

まずがんについて知りましょう

「がん」、「悪性腫瘍」、「転移」という言葉は，近年，日常的によく聞かれるようになりました．日本人の死因の第1位は，がんであり，がんの治療を受けている患者さんが非常に多いことは，医療従事者だけでなく，一般の人にも広く周知されています．

私たちの体は，約60兆個の細胞から構成されるといわれています．がん細胞は，正常細胞が変化したもので，自律的に無制限に増殖をつづけ，周りの組織に浸潤したり，別の場所で（転移）増殖したり，栄養を消費して増殖するため，体が衰弱（悪液質）する特徴をもっています．

がん治療に携わり，「口腔がんでもないのに口腔ケア？」と疑問に思う医療従事者はまれでしょう．なぜなら，がん治療に伴い口腔内に合併症や有害事象が生じることがあり，これらを制御しないと治療が中断され，生命予後に大きな影響を与えることになります．そのため，全国各医療施設で，歯科医師や歯科衛生士が中心となり，がん患者さんへの口腔ケアが拡がりをみせ，その成果が表れてきています．がん患者さんの口腔ケアを行うことは，がん治療のメンバーに加わることを意味します．

本章では，がん患者さんに対する知識を深められるように，がん患者さんの治療概略，歯科衛生士が口腔ケアを行うとき，注意することについて的を絞って記載します．

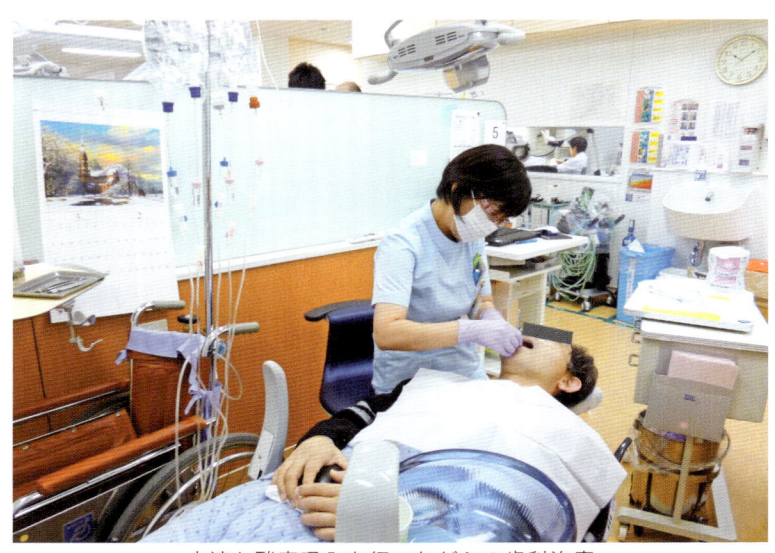

点滴と酸素吸入を行いながらの歯科治療

歯科治療前の評価をしっかり行いましょう

（1）病状および治療経過

まず情報を収集します．どの部位に発生したのか，どんな治療方針なのか，情報提供書をもとに把握します．治療状況（手術療法，化学療法，放射線療法，緩和治療），治療時期，病状によって口腔ケアの介入方法が異なります．

（2）心理状態の把握

がんの告知がされ，治療が開始されると，うつ状態に陥るなど，心理状態が変化することがあります．心理状態の変化は，患者さんだけでなく家族にも同じ変化が生じるので，初診時はプライバシーに配慮し，話しやすい環境下（説明室や個室など）でケアを行い，セルフケアができない患者さんの場合には，家族にも口腔ケアの指導を行うようにします．がん患者さんには，がんの治療に加えて，口腔ケアは予想以上に負担になることがあります．まず傾聴して患者さんの思いをきき，共感し，口腔ケアを進めると，良い結果が得られやすくなります．

❗緩和治療チームの一員となり，家族の心理状態にも注意を払います．家族が口腔ケアを行っている場合には，家族をサポートする立場で介入しましょう．

（3）口内炎の評価，疼痛の評価

口内炎は，多くはCTCAE*で評価されます．

Grade 1：無症状または軽症；治療を要さない．
Grade 2：中等度の疼痛；経口摂取に支障がない
　　　　　　　　　　　　　　→食事療法を要する．
Grade 3：高度の疼痛；経口摂取に支障あり．

*CTCAE（有害事象共通用語規準）NCI（アメリカ国立がん研究所）が定めた有害事象の評価方法です．Grade 1から5になるにつれ有害事象の重症度が高くなります．異なった器官，臓器でも同じように重症度を評価することができます．

Grade 4：生命を脅かす結果；緊急処置を要する．
Grade 5：死亡

a 疼痛の評価

NRS：痛みを，「0：痛みなし」から「10：これまで経験した一番強い痛み」までの11段階に分け，痛みの点数を問い，痛みの変化を調べます．ほかにもいくつか評価方法がありますが，NRSが臨床で推奨されている評価方法です．

VAS：100 mmの線の左端を「痛みなし」，右端を「最悪の痛み」として，この直線上のどの位置に現在の痛みがあるか印をつけてもらう評価方法です．筆記用具が必要です．

VRS：3段階から5段階の痛みの強さを表す言葉を，数字の順に並べ（例：痛みなし，少し痛い，痛い，かなり痛い，耐えられないくらい痛い），痛みを評価するものです．3～5段階での評価のため詳細な評価に劣ります．

FRS：痛みの程度を，笑っている顔から泣いている顔の6段階の表情で表わし，現在感じている痛みがどの表情に近いかを選択する方法です．3歳以上の小児の痛みの自己評価では有用性がありますが，痛み以外の気分を反映したり，段階が少なく，詳細な評価に劣ります．

実際，歯科衛生士が薬物により疼痛制御（ペインコントロール）を行うことはないので，「疼痛のある患者さんに，どのくらい有効な口腔ケアができるか」ということです．そのため「疼痛を正確に評価すること」が必要となり，痛みを理解し，信頼を得る大事なステップです．評価を正確に行い，処置時の工夫（時間や体位），含嗽薬（アルコールフリーで刺激性のないものなど）や清掃器具の選択（歯ブラシのかたさ，大きさ）などに役立てます．

口腔ケアを開始するにあたり，次のことに注意しましょう

(1) がん患者さんの口腔ケアの目的

a　周術期の肺炎（誤嚥性，人工呼吸器関連），手術部位感染（SSI）の予防

術後，人工呼吸器からの離脱が長くなる患者さんでは，VAP（人工呼吸器関連肺炎）を生じると死亡率が高くなります．また，口腔がんをはじめ嚥下機能の低下した患者さんでは，誤嚥や口腔の創から感染することがあり，口腔ケアによる予防が大切です．

b　化学療法や放射線治療を支持

化学療法や放射線治療が進むにつれ，治療による副作用が生じることがあり，口腔にもその症状が出現することがあります．実際，口腔乾燥や自浄作用低下，菌交代現象，免疫低下による易感染症（ヘルペス感染，口腔カンジダ症など）を生じます．これら副作用や合併症を予防および軽減し，治療がやりとげられるように口腔ケアを行います．また，口腔内に放射線照射されている場合には，ソフトシーネを装着し，歯による舌粘膜への刺激や放射線の散乱線による口内炎の増悪を予防します．

c　QOLの維持

口腔内の疼痛により食事がとれなくなると，体力低下に伴いADL（日常生活動作）も低下し，QOLも低下します．食べるという生きるための行為は，たとえ一口であろうと，生きていると感じられる大切なことです．

d　患者さん家族の心のケア

口腔ケアは，決して歯科衛生士にしかできない行為ではありません．実際，家族と一緒に行うことで，患者さん家族が「患者さんの力になれ，自分も役に立っている」という気持ちを感じられるようになり，がんと最後まで闘い，QOLの急激な低下を回避し，患者さん家族の心のケアもできた症例がありました．ぜひ患者さん家族とも会話する時間を設けて，実施することをお勧めします．

(2) 治療に伴う合併症と免疫力低下

がん患者さんが遭遇しやすい症状として，次のことがあげられます．

○**手術**：自浄作用低下に伴う口腔内汚染や嚥下機能低下，全身の免疫力の低下など．

○**放射線治療**：口内炎，口腔カンジダ症，出血，味覚異常，う蝕，歯周炎，放射線性顎骨骨髄炎，口腔乾燥など．

○**化学療法**：口内炎，口腔カンジダ症，出血，味覚異常，ビスホスホネート系薬物関連顎骨壊死（BRONJ），歯性感染症，口腔ヘルペス感染，脱毛，全身倦怠感，免疫低下，易出血性，消化器症状（下痢，嘔気・嘔吐），発熱性好中球減少，最下点（ナディア：nadir），脱毛，皮膚炎，肺機能障害，腎機能障害，肝機能障害，急性副腎不全など．

○**緩和療法**：悪液質，胸水，腹水，易感染症など．

治療や病状の進行に伴いさまざまな症状が出現し，変化するため，症状に応じた口腔ケアの計画を立てる必要があります．

口腔ケア中は，次のことに注意しましょう

(1) 危険なサインが出たら

❗ケアを延期するか，最低限にして，短時間で行います．

(2) 白血球数低下，発熱性好中球減少症

❗白血球数 2,000/μL 以下，好中球数 1,000/μL 以下，ナディアで G-CSF 投与中は，治療を延期します．

参考

　化学療法により，骨髄での赤血球，白血球，血小板などの生産機能を阻害（骨髄抑制）し，白血球減少症，血小板減少症，貧血が生じます．化学療法施行後7～14日間に白血球の中の好中球が最も少なくなる時期を，ナディアとよびます．この時期は，非常に抵抗力がなく危険な時期です．さらに，好中球数500/μL未満，もしくは1,000/μL未満で，500/μL未満になることが予測される状況で，38℃以上の発熱，あるいは1時間以上継続する37.5℃以上の発熱が生じている場合には，発熱性好中球減少症と定義されます．

（1）がん患者さんへの口腔ケア

○ナディアの時期や発熱性好中球減少症を生じている場合には，含嗽を促す程度にしてナディアからの回復を待ちます．
　骨髄抑制により血小板数が3万/μL以下では出血のリスクが高まるため，食形態にも注意します．不適切な時期のブラッシングは出血のきっかけになるので，全身状態に合わせた口腔ケアを行うことが大切です．

❗血液のがんなどで自家末梢血幹細胞移植や，骨髄移植のため自己血貯血や骨髄採取前72時間は，抜歯をはじめスケーリングなど，菌血症をきたすリスクのある処置は禁忌です．

○セルフケアが行えない患者さんは，定期的に歯科衛生士や介助者によるケアが必要です．
　歯科衛生士は，家族や介助者ができる口腔ケアの方法を説明しておくと，怖がらずにケアを行うことができます．むずかしいところは，「私たち歯科衛生士に任せて！」と，一緒に患者さんを支えていく姿勢を伝えましょう．

○口腔粘膜症状がある場合には，アルコールフリーなど，刺激の少ない口腔清掃剤を選択します．

○手術（口腔，咽頭部，上部消化器）により，嚥下機能低下や再建組織周辺に自浄作用低下による食渣停滞が生じることがあります．事前に，嚥下機能評価について確認しておきます．

○初診時，いきなりスケーリングを行うのは，危険です．自家造血幹細胞移植や自己血貯血を予定している患者さんでは，スケーリング，SRPにより菌血症になることがあり，治療に支障を生じます．必ず主治医に確認してから治療計画を立てます．

○化学療法では，投薬直後に嘔気・嘔吐が生じ，数日すると口内炎が生じ，数週間つらい状態がつづきます．
　放射線治療の場合には，口腔内に照射されると10日前後で口内炎を生じます．照射後数週間まで口内炎が残存し，口腔乾燥により疼痛が助長されます．この状態では，積極的治療は不可能であることがわかります．そのため，周術期の口腔ケアは，積極的治療の2週間前後までにすませておくのが理想です．

（2）口腔粘膜疾患と治療に伴う顎骨病変

❗がんや治療に伴う免疫力低下による口腔カンジダ症，口内炎，口腔ヘルペス感染症を見逃さないようにします．また，がんが骨に転移した場合には，BP製剤が投与されるので，BRONJに注意が必要です．いったん生じると，疼痛により急速にADLを低下させ，また，がん治療が中断されることがあり，生命予後に影響を与えます．専門的な口腔ケアによりリスクを低下させることが可能です．

歯科衛生士の専門的知識をいかしましょう！

口腔がんの患者さんの口腔ケアを想定してみましょう

■舌がんの患者さんの口腔ケア依頼の紹介状

　貴院よりご紹介いただきました患者ですが，2014年3月1日，左側舌がんに対して左側舌可動域半側切除，左側頸部郭清術，前腕皮弁で再建術を施行しました．術後，下記，化学放射線同時併用療法（CCRT）を行いました．血液毒性から回復し，経過良好につき6月16日退院になり経過観察中です．口内炎（Grade 2）が残存しており，引き続き口腔ケアをお願いします．

　DCF（60 mg/m² 60 mg/m² 600 mg/m²）
　2 course　①2014年4月1日～5日
　　　　　　②2014年4月29日～5月3日
　RT　局所60 Gy，頸部60 Gy
　　　　2014年4月1日～6月2日

　むずかしい用語が並んでいますが，手術，放射線治療，化学療法を組み合わせた舌がんの治療として，抗がん剤のD（ドセタキセル）＋C（シスプラチン）＋5-FUを組み合わせた化学療法を2コース行い，同時に放射線治療（60 Gy）を行ったという意味です．

　使用する薬物によっては口内炎が生じやすいものがあり，放射線治療では，口腔内が照射範囲に入っていると生じます．

　ここでわかっていただきたいことは，治療中から口内炎，口腔乾燥，味覚異常が生じ，もしかすると口腔がんで再建手術も行っているため誤嚥が生じているかもしれない，歯と舌が擦れて機械的刺激が生じていないかなどを考慮して，口腔ケアにいかすということです．自分のことを理解してくれる歯科衛生士は，がん患者さんにとって，とても頼れる存在になります．

症例 1

73歳，女性

主訴

5～6日前に下唇を噛んでしまい，同部位がヒリヒリし，その後，両頰粘膜に炎症が生じたことを主訴に，かかりつけ歯科医院から当科に紹介されました．

既往歴

- シェーグレン症候群（63歳）
- 直腸がん（67歳）
- 直腸がん術後再発に伴う転移性肺がん，転移性肝臓がん（68歳）当院において外来化学療法中（毎週水曜日）

使用薬物：商品名

- ミノマイシン（抗菌）
- ラックビー（腸）
- メチコバール（ビタ）
- 〈化学療法〉
  FOLFOX-6＋P-mab
    - フルオロウラシル
    - レボホリナート
    - ロイコボリン
    - オキサリプラチン
    - パニツムマブ

全身所見

独歩で入室．顔色は茶色っぽく，動作，言動より易疲労性がうかがえました．

直腸がん術後より下痢しやすく，オムツをしないと外出時は不安とのこと．

歯周基本検査の結果

残存歯は，左上1235，下顎は右下75～左下4の合計14本でした．

かかりつけ歯科医院にてブラッシング指導，歯石除去を受けていたので比較的清掃状態は良好で，ポケットも特別深い部位はありませんでした．

左下4は4 mmで，わずかに出血がみられ，ほかの部位は3 mm程度で出血はありませんでした．

上顎の残存歯は欠損部位に義歯を使用中のため，鉤歯となる左上3および左上5の歯頸部付近が汚染されやすく，歯ブラシも入れにくい状態になっていることを伝えました．

治療の開始

〈初診時〉

舌がヒリヒリすると訴えられ，舌乳頭が一部萎縮していました．化学療法中のため口腔カンジダ症の疑いで舌のスワブ検査（拭き取り検査）を実施し，口腔内を清潔に保つ必要性から歯周基本検査とスケーリングを行いました．

スケーリングでは歯肉縁上歯石のみ

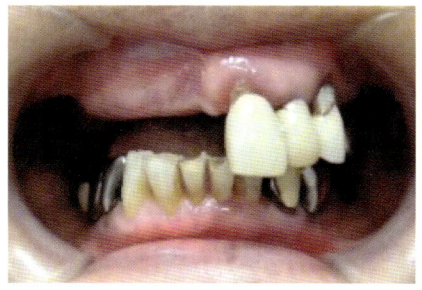

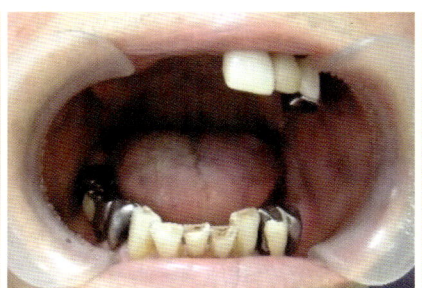

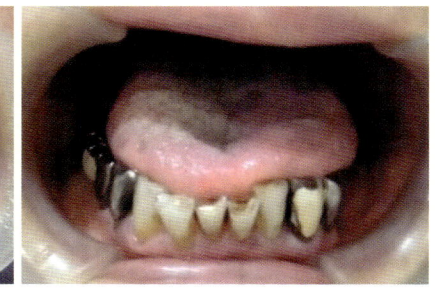

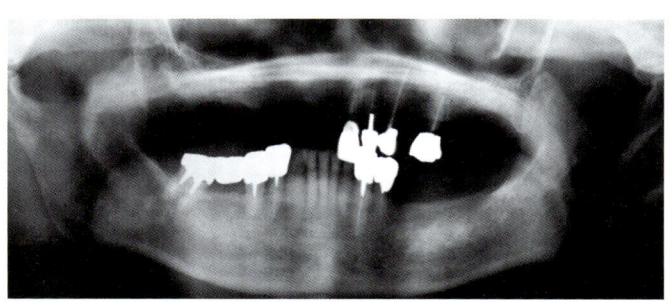

図19-1 初診時口腔内写真

図19-2 初診時パノラマエックス線写真

除去し，再度汚れが付着しにくくなるよう歯面をポリッシングしました．

歯周基本検査時，スケーリング時ともに易感染性のため，できるだけ出血させないよう丁寧に行いました．

また，上顎残存歯の歯間や歯頸部にわずかに残っているプラークを除去するには，タフトブラシを使って清掃すると効果的であることを話しました．

〈再診1回目〉

舌の痛みは落ち着いてきました．

口腔内はよく清掃されており，特に炎症が悪化している様子はみられませんでした．

前回に引きつづき，上顎左側の残存歯1235に対し縁上スケーリングとポリッシングを行いました．

初診時に行ったスワブ検査結果は，カンジダ陽性であったため，担当医師よりファンギゾン®ガーグルが処方されました．

〈ファンギゾン®ガーグル使用方法〉
○ファンギゾン®ガーグル30 mLを計量し，口腔内全体に行き渡らせるように含ませます．
○約2分程度，そのまま口腔内にとどめてから，そっと吐き出します．
○吐き出したあとは，10分間，うがいは控えます．

以上のことを記したプリントを渡しました．

〈化学療法の開始〉

その2日後，化学療法が行われ，予約日には体調を崩され，発熱などかぜの症状があるため内科を受診され，当科の受診は見合わせました．

〈再診2回目〉

口内炎ができて下唇が痛いとの訴えがありました（図19-3）．

化学療法から1週間後，化学療法に伴う骨髄抑制により血小板減少が著明となっていました．
白血球数　3,000/μL
血小板数　4.3万/μL

このため，予定していた口腔ケア（スケーリングなど）は行わず，できるだけ出血させないよう（歯ブラシで歯肉を傷つけないように），歯ブラシは超軟毛のバトラー®#03S，またはスポンジブラシを使用することを勧めしました．低刺激性の歯磨剤を希望されていたのでバトラー®マイルドペーストを，また，就寝時の口渇感の訴えに対しては口腔清掃後にバトラー®マウスコンディショナーを使用してもらうようにしました．

歯ブラシの背の部分に保湿剤などを薄く塗布してから口腔内に挿入すると滑りがよくなり，粘膜を擦ることなく，痛みを軽減できる裏技として説明しました．

就寝時の口渇感については，保湿剤の使用やブクブクうがい，さらに，マスクの着用，濡れガーゼをマスクの内側にはさみ，保湿効果を高めて休むとよいことを伝えました．

口内炎の痛みを訴えていたため，担当医師よりアズノール®軟膏，引きつづきファンギゾン®ガーグルの追加処方があり，経過観察となりました．

〈再診3回目：前回受診から2週間後〉

前回の再診から今回までに外来化学療法が1回行われました．

下唇のびらんは消失し，頬粘膜にわずかに発赤が残るのみとなっていました．そのほか，口腔内は良好で，セルフケアもよく継続できていました（図19-4）．

処方されていたファンギゾン®ガーグルは，粘膜の状態が落ち着いてきたため，一度やめてもらい，口腔内の清掃と保湿をしっかり行うように説明して経過をみることになりました．また，カンジダの再発があれば，そのつど対処していくことにしました．

化学療法に伴う粘膜炎には，清掃と保湿が特に重要になることを患者さんによく説明し，理解してもらうことが大切です．

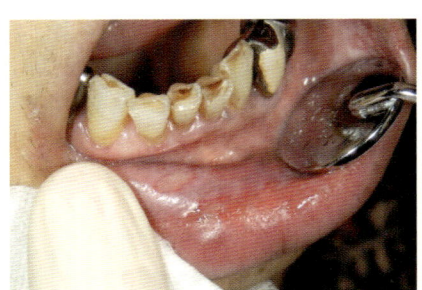

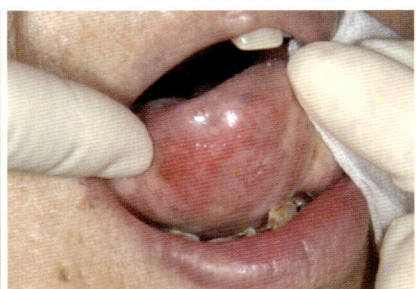

図19-3　再診2回目口腔内写真
下唇びらん，右舌尖部びらん，右頬粘膜が歯冠に接してびらんになっていました．

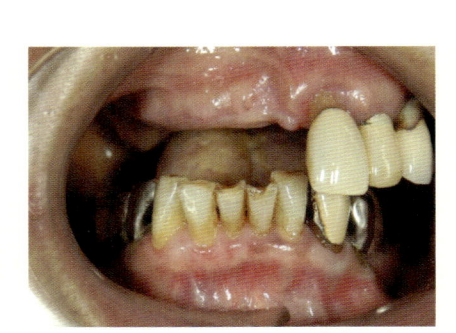

図19-4　再診3回目口腔内写真

症例 2
74歳, 女性

主 訴
口内炎がひどい

既往歴
・大腸がん術後再発（化学療法中）
・高血圧症
・B型肝炎

使用薬物：商品名
〈化学療法〉
CPT11 ＋ アービタックス

全身所見
治癒切除不能な進行・再発の結腸・直腸がんの診断で，化学療法中でした．アービタックス®による副作用のため顔面の皮疹が強く，口唇の周りがあれていました．手指や足指には亀裂がみられました．

口腔内所見
口唇に多発性口内炎がみられ，痛みのため歯磨きはできず，プラークが多く付着していました．歯肉の腫脹・発赤もみられました．歯周病も進行しており，5～7 mmの歯周ポケットが多く，歯肉からの出血もあり，軽度動揺している歯もありました（図19-5～8）．

初診時プラークスコア　40％

治療の開始
診察時は，患者さんの全身状態と心理状態の把握に努めました．がん患者さんは，さまざまな問題をかかえているので，心のケアがとても大切です．いきなり「汚れているのできれいにしましょう」ではなく，「体調はいかがですか？」「今お困りのことは何ですか？」と声をかけるところからスター

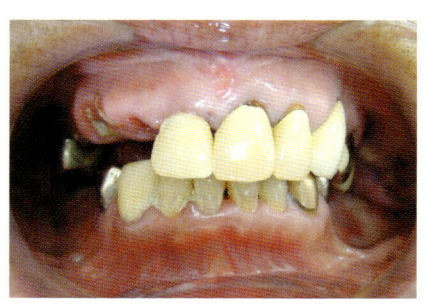

a：初診時

b：初診から8か月後

図19-5　歯周基本検査

a：下顎前歯部にプラークの付着がみられました．

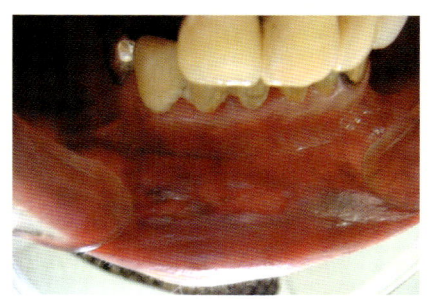

b：下唇，舌辺縁に数か所，発赤やびらんがみられました．

図19-6　初診時口腔内写真

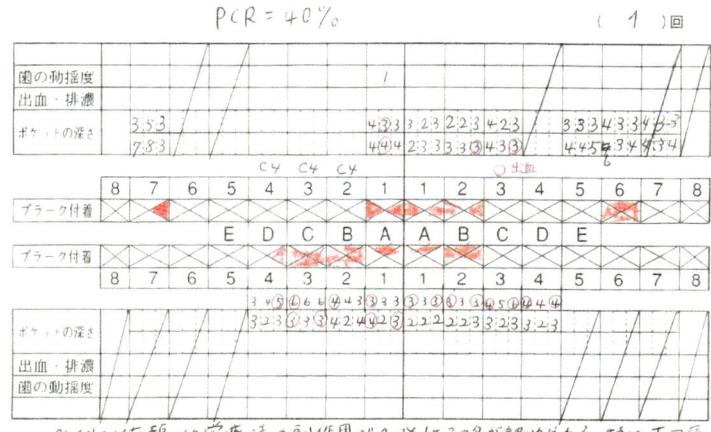

トします.

患者さんは痛みが辛くて受診しているので、ケアをすることで痛みや苦痛を与えてはいけません。口腔内観察時、歯周基本検査時は、口内炎にミラーなどの器具が当たると痛いので、器具に水をつけてすべりやすくし、そっと粘膜を持ち上げるようにします。できるだけ器具が当たらないように注意します。

歯石除去よりも、まずプラークの除去が大事と考え、本人へのブラッシング指導を行いました。染め出し液を使用し、磨けないところを確認してもらいました。口内炎が痛くて磨けないとのことで、利き手ではないほうの指で唇を圧排し、歯ブラシが当たらないように磨くよう指導しました。ヘッドが小さめの歯ブラシやタフトブラシの使用と、歯間ブラシの使用も勧めました。

可能な範囲でスケーリングを施行し、キシロカイン®入りの含嗽剤が処方されました。

〈2週間後〉

口内炎は改善傾向で、「歯磨きがしやすくなりました」と笑顔で来院されました。初診時と比べるとプラークは減少し、歯肉の腫脹・発赤も改善しました。プラークスコア35%になり、BOP（歯周検査時出血）もほとんどなくなりました。患者さんにそのことを説明すると、さらにモチベーションの向上につながりました。

しかし、次の来院時には、口内炎が新たに数か所できていました。体調も悪く、「うまく磨けない」と初診時の状態に戻ってしまいました。そんな状態を何度か繰り返し、ブラッシング指導をとおして信頼関係を築いていきました。

化学療法が進むにつれて皮膚炎も目立つようになり、帽子とマスクでほとんど顔を隠した状態で来院されました。全身倦怠感などもあり、そんなときは無理をせず、患者さんと相談し、次回体調が良いときにケアするようにしました。

口内炎が落ち着いてきたとき、抜去適応歯について当科の担当医と主治医（外科医師）が話し合い、タイミングをみて抜歯を行いました。

その後も、2週間に一度口腔ケアを継続していましたが、セルフケアが身につき、体調も良いとのことで、1か月に一度にしました。化学療法で抜けてしまった髪の毛が新たに生えてきたことを患者さんと一緒に喜び、歯科治療以外のことも少し話しながら、ケアを継続しています。

多発性口内炎ができたときなどは、「いつでも受診できますよ、何かあったら連絡下さい」と伝えておくと、患者さんは安心します。

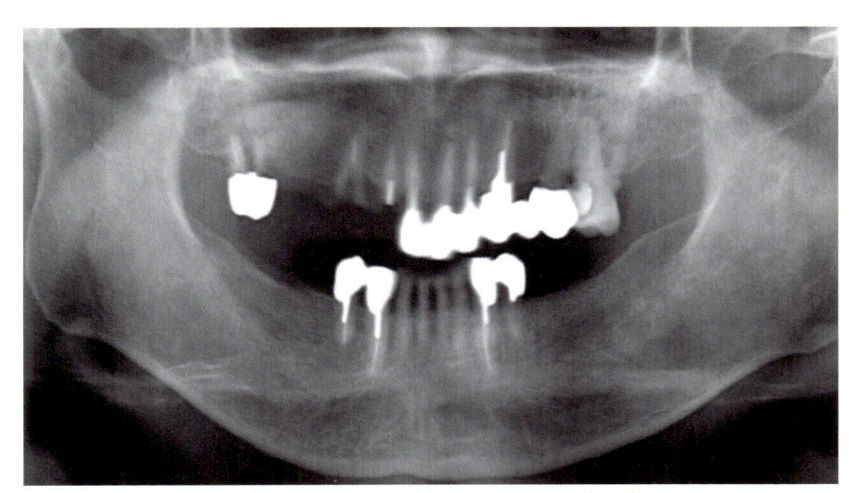

図 19-7 初診時パノラマエックス線写真
残根ならびに、右上7にう蝕がみられました。

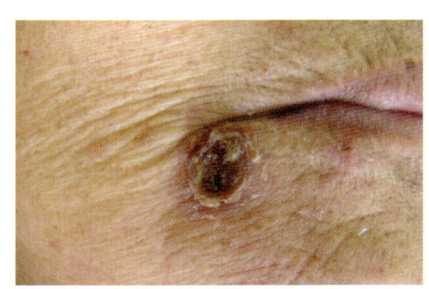

図 19-8 口角の皮膚炎
軟膏やワセリンを塗布し、口唇が切れないようにしました。

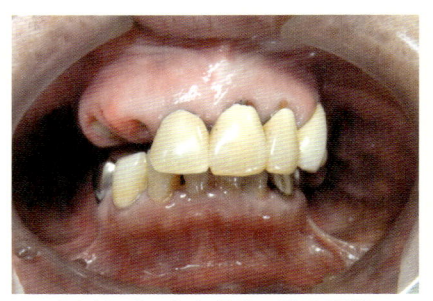

図 19-9 8か月後口腔内写真
プラークの付着もなく、セルフケアは良好です。

症例 3
78歳, 女性

主 訴

骨髄腫に対してBP製剤を投与することになり, 投与前に口腔内の精査を目的にて当科を紹介されました.

既往歴
- 多発性骨髄腫（72歳）
- 高血圧（65歳）
- 高尿酸血症（65歳）
- 急性腎炎（25歳）

内服薬：商品名
- アダラート（降圧, 狭心）
- ナトリックス（降圧, 利尿）
- セレクトール（降圧）
- アロシトール（痛風）

化学療法
　MP療法
　　メルファラン
　　プレドニゾロン

全身所見

多発性骨髄腫加療中（抗がん剤・ステロイド薬, 月4日間連続で内服加療中）

栄養状態は良好で, 自力での歩行も可能でした.

血液検査の結果, 骨髄抑制, 貧血はありませんでした.

口腔内所見

全顎的に中等度の辺縁性歯周炎があり, 右上7は残根, 右下6には根尖性歯周炎がみられ, 抜歯の適応と判断しました.

歯周基本検査の結果

全顎に多量の歯石およびプラーク付着あり, 歯周ポケットは深い所で6mmでした.

初診時プラークスコア 51.0%

治療の開始

まず, 口腔清掃指導を開始しました.

患者さんは, これまでなんとなく歯を磨いていました. 臼歯部舌側は, 毎回プラークがべっとり残っており, 下顎前歯には歯石が沈着していました. 歯ブラシは, 磨くというより歯の表面をすべらすように動かし, 細かなところは歯ブラシの毛先がほとんど当たっていない状態でした.

歯間にはプラークと食物残渣があり, ところどころ歯肉の発赤や腫脹, 出血がみられました.

毎回染色し, どれくらいきれいに磨けているか, どのあたりに磨き残しがあるかなどを一緒にみてもらいました. 鏡を見ながら染まっているところを歯ブラシ（ミディアム）で磨いてもらい, 歯間は隙間にあったサイズを使用します. 歯肉縁上のみ歯石除去を行い, 歯肉縁下歯石が付着しているところは, 歯肉の改善を待って除去しました.

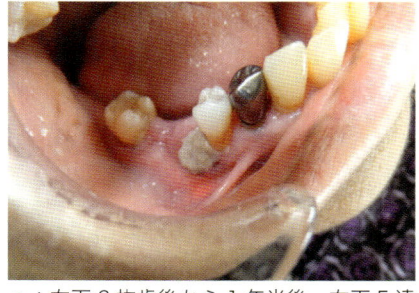

a：右下6抜歯後から1年半後, 右下5遠心に腐骨がみられました

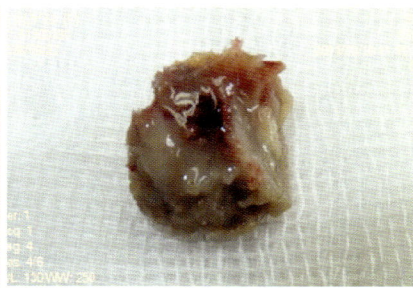

b：除去した腐骨

図19-10　BRONJを発症

多発性骨髄腫の治療として化学療法（抗がん剤）・BP製剤の投与が検討されているため，右上7残根・右下6根尖性歯周炎は今後歯性感染のリスクがあると考えて抜歯しました．

その後，BP製剤の投与を開始し，1年後，右下6抜歯部に不良肉芽がみられ，さらに半年後，右下5遠心の歯槽部に骨露出がみられBRONJを発症しました（図19-10）．その後，腐骨の形成がみられたため，骨分離を確認したのち腐骨除去手術を行いました．

その後，右下6上皮化は良好で，現在も定期的な口腔ケアを行っています．

BP製剤とBRONJ

BP製剤は，骨粗しょう症やがんの骨転移などに対し非常に有効ですが，最近，BP製剤の使用経験のある患者さんが，抜歯など顎骨に刺激が加わる治療を受けると顎骨壊死が発生することがわかってきました．

患者さんへの指導のなかで次のことを説明します．

○BP製剤の使用経験がある患者さんが歯石除去，う蝕治療，義歯作成など顎骨に侵襲が及ばない一般の歯科治療であっても，顎骨や歯肉への侵襲を極力さけるよう注意して歯科治療を行わなければいけないこと．
○治療後も義歯などにより歯槽部粘膜の傷から顎骨壊死が発症する場合があるので定期的に口腔内診査を行わなくてはいけないこと．
○抜歯，インプラント，歯周外科など顎骨に侵襲が及ぶ治療の場合に，内服期間が3年未満でステロイド薬を併用している場合，あるいは，内服期間が3年以上の場合は，BP製剤の内服中止が可能であれば，手術前，少なくとも3か月間はBP製剤の内服を中止し，手術後も骨の治癒傾向がみられるまではBP製剤は休薬しなくてはいけないこと．

BP製剤治療の妨げにならないように，日ごろから患者さん自身の適切なケアと定期的に歯科を受診をすることで歯周病による外科的処置を予防し，BP製剤を休薬することなく予定どおり治療が行えることが患者さんには重要です．

ここでの私たちの役割は，BP製剤と口腔との関係・ケアの重要性を患者さんに理解してもらえるよう，わかりやすく説明することです．そのためには，私たち自身がもっとBP製剤の知識を高め，理解して，自分の言葉で患者さんにわかりやすく説明できるようにすることが大事です．

BP製剤使用中や使用経験がある患者さんでは，今以上に口腔内が悪化しないよう，口の中に合った歯磨き法できちんと管理してもらいます．また，これからBP製剤を使用する患者さんには，今までの自己流の口腔管理を改めてもらい，BP製剤の使用前から使用中，使用後も適切な口腔管理ができるよう，私たち歯科衛生士のサポートが重要になります．

20 治療中，患者さんの具合が悪くなったら

　平成26年，日本の総人口に占める65歳以上の人口の割合は，過去最高の25.9％となり，4人に1人が高齢者となりました．それに伴い，高齢者が歯科治療を受ける機会も増加し，歯科診療中の全身偶発症に遭遇する確率も増加していると思われます．

　歯科治療を行うとき，患者さんは不安や恐怖などの精神的ストレス，痛みや開口の保持など，肉体的ストレスにさらされます．ストレスは，内因性・外因性カテコールアミンを上昇させ，ときには高血圧緊急症や心不全，迷走神経反射などによる高度徐脈などを誘発します．また，基礎疾患の急性増悪をもたらし，生命に危険を及ぼすことさえあります．われわれ歯科医療従事者は，不測の事態に備えて，偶発症が発生したときの基本的な対処法と，一次救命処置を修得しておかなくてはなりません．

　治療中，患者さんの具合が悪くなったら，バイタルサインの確認を行い，異常があればその安定化をはかることが最優先となります．

　バイタルサインは，患者さんの全身状態を把握するために基本となります．通常，意識，呼吸，血圧，脈拍，体温の5項目がバイタルサインとよばれています．バイタルサインを確認するときは，身体を締めつけているもの（シャツのボタン，ネクタイ，ベルト，ブラジャーなど）をゆるめます．患者さんの希望する最も楽な体位がある場合には，その体位で良いでしょう．ただし，気道異物の可能性がある場合には，仰臥位を維持し，座位や立位にしてはいけません．

　体位を変えるときは，痛みや不安を与えないなどの配慮が必要です．

表20-1　急変時はバイタルサインを確認

1	意識状態
2	呼吸状態
3	血圧/脈拍

表20-2　バイタルサインの基準値（成人）

意　識	清明
呼吸回数	12～20回/分
SpO₂	96～98％（室内気）
血　圧	140/90 mmHg以下（至適血圧）
心拍数	60～80回/分

意識の確認をしましょう

患者さんに話しかけ，応答の速さや，言葉の異常などを確認します．ろれつが回らない，言葉が出ないなどの異常は，脳卒中を示唆します．意識がない（昏睡），または脳卒中が疑われる場合には，ただちに119番通報し，呼吸を確認します．時間の経過とともに意識状態も変化するので，声かけにより意識の確認を継続します．

表20-3　意識レベルの評価
3-3-9度方式などが用いられます．
簡易的には障害のないもの，軽度から重度の障害の順に分類されます．

清明	問いかけに対して迅速かつ的確な返答がある，もしくは答えようと努力をしている．
傾眠	呼びかけに反応するが，刺激がないと眠ってしまう（軽度の意識障害）．
昏迷	大声での呼名，身体をゆり動かしたり，疼痛刺激などの強い刺激に対して反応する．動作は鈍く，言語は不明瞭になる．
昏睡	閉眼し，四肢の運動はみられず，強い刺激にも反応しない状態

表20-4　脳卒中を疑ったら
脳卒中は，ある日，ある時，突然発症します．脳卒中を疑ったら「可能なかぎり早く病院へ」です．早く治療をはじめることで後遺症が軽くなる可能性があります．脳卒中が疑われる場合には，脳への血流を保つために仰臥位にします．意識がないときには，吐いたものが喉に詰まらないように側臥位にして，119番通報します．アメリカ脳卒中協会では，脳卒中を疑う人をみたら次の3つのテストをするように勧めており，1つでも該当すれば脳卒中を疑います．

Face	「笑って下さい」片方の顔が下がっていませんか？
Arms	「両手を上げてください」片方の手が下がってきませんか？
Speech	「簡単な文章を言って下さい」ろれつが回っていなかったり，文章を正しく繰り返すことができなかったりしていませんか？
Time	これらの症状がどれか1つでもあれば，時間との戦いです．一刻も早く病院へ．脳細胞は死にかけています．

呼吸の確認をしましょう

呼吸の状態は，呼吸数，深さ，様式と同時に，経皮的動脈血酸素飽和度（SpO$_2$）をセットで観察します．

呼吸がない，または死戦期呼吸の場合には，ただちに胸骨圧迫（一次救命処置）を開始します．呼吸数20回/分以上の頻呼吸は，換気不全，呼吸不全などが原因となります．呼吸数9回/分以下の徐呼吸は，中枢神経の障害を考えます．

SpO$_2$ 93%以下がつづくときは，低酸素が進行していると考えます．90%未満のときは高度の低酸素です．

ただし，末梢循環が悪いときは，正確な値が出ないことがあります．SpO$_2$の値だけでなく，患者さんの状態に注意します．酸素が不足すると，息切れ，動悸，めまい，

表20-5　死戦期呼吸
下顎呼吸，あえぎ呼吸，魚が口をパクパクするような下顎の動きをいいます．息をしていると勘違いして心マッサージを開始しない事例も報告されています．意識のない状態で救急要請後，呼吸があるかないか判断に迷ったら，とりあえず心マッサージを開始しましょう．胸を押してすぐに患者さんが動いたら，心マッサージをやめればよいのです．

表20-6　自発呼吸がある場合の酸素投与法

鼻カニューラ	1～4 L/分で投与 それ以上の高流量は鼻が痛くなるのでフェイスマスクに交換 おおよその吸入酸素濃度は24～36%
フェイスマスク	5～10 L/分で投与 低流量で酸素を流すと，かえって呼吸苦が出るため注意 おおよその吸入酸素濃度は40～60%程度

意識障害，臓器不全などの症状が出現します．

上気道閉塞では，吸気時に鎖骨上窩が凹むトラキアルダックや，吸気で胸部が凹み腹部が膨らむシーソー呼吸がみられます．完全閉塞では声や呼吸音は聴取できず，不完全では喘鳴が生じます．人は窒息したとき，自分の喉をギュッとつかみ，他人に窒息を知らせるチョークサインを出します．呼吸に異常があれば，気道の確認を行い，閉塞・狭窄があれば，頭部後屈−オトガイ挙上法などで気道を開通させ，酸素を投与します．

血圧の確認をしましょう

(1) 血圧が高い

収縮期血圧140 mmHg以上，拡張期血圧90 mmHg以上の両方，またはどちらか一方でもあれば高血圧です．高血圧では，脳血管疾患を起こす可能性があるため，頭痛，頭重感，めまい，嘔気・嘔吐，眼の見え方の異常，脱力感などの症状に注意します．血圧上昇の原因があれば，その対応をします．疼痛が原因であれば，局所麻酔の追加や，鎮痛薬の投与を行います．深呼吸をしてもらい，副交感神経を刺激することで血圧低下をはかります．

収縮期血圧180 mmHg以上，または拡張期血圧110 mmHg以上が持続する場合には，高血圧緊急症や高血圧切迫症の可能性があります．頭痛，悪心・嘔吐，痙攣，意識障害などの神経症状を伴う場合には，高血圧緊急症を疑い，緊急対応が可能な医療機関に連絡し，指示を仰ぎます．

神経症状などを伴わず血圧上昇がつづく場合には，高血圧切迫症を疑い，主治医や循環器内科へ連絡し，指示を仰ぎます．15分ほど様子をみて，180/110 mmHgを下回り，随伴症状がなければ，次回の予約までに主治医や循環器内科を受診してもらいます．高血圧は，そのままにするのではなく，必ずかかりつけ医でのフォローアップが必要です．その旨指導することが大切です．

高血圧緊急症になると血圧を下げる必要があります．しかし，血圧は，痛みや不安によるストレスにより交感神経が興奮するとすぐに上がります．どうして血圧が高いのか，高血圧による臓器障害が出ていないか，高血圧による臓器障害の既往がないか，などをきちんと確認してから血圧を下げるのが理想です．病態によって降圧薬を使い分ける必要があり，降圧薬を投与する場合には，薬物の選択に注意が必要です．

(2) 血圧が低い

安静時の収縮期血圧が100 mmHg以下で，めまい，立ちくらみ，頭重感，動悸などの症状を伴うものを低血圧症といいます．患者さんを仰臥位安静（心不全では坐位など，患者さんが最も楽な姿勢）にして酸素を投与します．声かけをすることで，意識の確認を継続します．

臨床の現場では，収縮期血圧が90 mmHg以下をショックといいます．収縮期血圧が90 mmHg以上であっても，普段と比べて収縮期血圧が40 mmHg以上低下した場合には，相対的ショックとよんでいます．

ショックとは，「組織に十分な血流が送れなくなった」状態です．組織への酸素供給が低下し，細胞での低酸素症により全身レベルの致死的な症状に発展します．顔面蒼白，寒気，冷汗，しびれ，口の渇き，嘔気・嘔吐，脈拍数増加，呼吸数増加，意識低下などの症状に注意します．

ショックを疑った場合には，まず応援を要請し，患者

表20-7　高血圧性緊急症

血圧の著しい上昇により，脳，心臓，腎臓などの臓器障害をきたすか，それが進行しつつある状態
高血圧性脳症，脳出血，進行性腎障害，急性肺水腫を伴う急性左心不全，眼底出血などがみられます．
多くの場合，220/130 mmHg以上のことが多く，緊急かつ適正な降圧を必要とします．

診断基準（2項目以上で診断確立）
1　拡張期血圧が130 mmHg以上
2　眼底うっ血乳頭
3　腎機能が進行性に悪化
4　意識障害，頭痛，悪心・嘔吐，局所神経症状

※血圧の高度上昇がみられても，臓器障害の急速な進行がない場合は，切迫症として扱われる．

さんを臥位安静（心不全では坐位など，患者さんが最も楽な姿勢）にします．バイタルサインの確認を継続しながら気道を確保し，酸素を投与します．可能であれば静脈を確保し，細胞外液を投与します．心停止や呼吸停止があるときは，一次救命処置を開始します．

ショックを認識した場合には，徐脈，末梢冷感・温感，頸静脈の怒張の有無も確認します．アナフィラキシーショックでは末梢は暖かく，血管迷走神経反射による神経原性ショックでは末梢は冷たく，収縮力が低下する心原性ショックや緊張性気胸では頸静脈の怒張がみられます．

脈拍の確認をしましょう

脈が極端に遅くなり，数秒以上脈が途切れるようになると，ふらっとなったり，めまいがしたり，ひどい場合には，意識が消失します．反対に，脈が速くなるとドキドキ動悸がし，さらに脈が速くなると心臓が十分な血液を送り出せなくなり，吐き気や冷汗，意識が遠くなるなどの症状が現れます．

頻脈とは，心拍数が100回/分以上と定義されます．意識状態の悪化や持続する胸痛，呼吸困難，血圧低下などを伴う頻脈（症候性頻拍）では，緊急治療が必要になります．心臓病のない患者さんでは，150回/分未満の心拍数で重篤な症状や症候が現れることはまれです．

徐脈とは，心拍数が60回/分未満の状態をさします．緊急治療の対象となるのは，徐脈に伴う血行動態の悪化がみられる場合です．めまいや意識状態の悪化，呼吸困難，ショックなどを伴う徐脈（症候性徐脈）では，すみやかな対処が求められます．可能であれば静脈路を確保し，アトロピンの静脈投与を考慮します．

頻脈や徐脈がみられたら，気道を確保し，酸素投与を行い，可能であれば静脈路を確保します．意識状態の悪化や持続する胸痛，呼吸困難，血圧低下などを伴う場合には，循環器内科へ連絡し，指示に従います．

❗胸部不快や胸痛は，死にいたる重症疾患が隠れていることがあるので注意が必要です．

ACS（急性冠症候群）

心臓に酸素を送る冠動脈が突然ふさがって起こる不安定狭心症や心筋梗塞を，ACSとよびます．心筋への血液供給が減少，または遮断されたときに起こります．歯科治療時のストレスによる血圧上昇，脈拍数上昇は，心筋の酸素消費量を増大させ，ACSのリスクとなります．

ACSの症状は，胸骨後面の胸部圧迫感で，ときに首，顎，肩に放散し，呼吸困難，不安などを伴います．胸痛を訴え，死亡につながる可能性がある疾患には，ACS，大動脈解離，肺血栓塞栓症，緊張性気胸，心タンポナーデ，縦隔炎（食道破裂）などがありますが，ACSを第一に考え，対応します．

初期対応の基本は，患者さんの状態の安定です．モニターを装着し，SpO_2が94%以下の場合には，酸素を投与し，可能であれば静脈を確保します．過去にニトログリセリンを服用したことがあるか確認し，服用歴があればニトログリセリン1錠を舌下投与します．5分後，胸痛の改善がみられない，または増悪した場合には，119

表20-8 ショックの5徴

蒼　白
脈拍触知不能
虚　脱
冷　汗
呼吸不全

表20-9 ショックの分類

循環血液量減少性ショック	出血，脱水，腹膜炎，熱傷など
血液分布異常性ショック	アナフィラキシーショック，神経原性ショック（血管迷走神経反射，脊髄損傷），敗血症など
心原性ショック	心筋梗塞，心臓弁膜症，重症不整脈，心筋症，心筋炎など
心外閉塞・拘束性ショック	肺塞栓，心タンポナーデ，緊張性気胸など

番通報します．ニトログリセリンの服用歴がなく，胸部痛出現後5分たっても症状が改善しない，または増悪する場合には，119番通報します．

胸部痛の改善がみられても，専門家による治療が必要かどうか判断してもらうため，循環器内科を受診してもらいます．

一次救命処置

循環と呼吸が停止（心肺停止）した場合には，心肺蘇生法を行います．その目的は，心肺機能が回復するまで脳循環を維持し，後遺症なく社会復帰させることです．ここでは，院内での急変を想定しているので，救助者が2人以上いる場合の心肺蘇生法の手順を，アメリカ心臓学会（AHA）のガイドライン2010を手本に示します．

(1) 意識はあるか？

閉眼し，四肢の運動がみられず，強い刺激にも反応しない．　→助けをよび，AED，119番通報を要請

(2) 呼吸はあるか？

呼吸していない，正常な呼吸をしていない（死戦期呼吸），または判断できない．　→心臓マッサージを開始

胸骨圧迫：人工呼吸＝30：2（小児では，15：2）

※心臓マッサージ係と人工呼吸係の2人で心肺蘇生にあたる場合

心臓マッサージ30回：

100回/分以上（圧迫の深さ≧5cm）

（小児では，胸の厚みの1/3以上，または約5cm）

人工呼吸2回：頭部後屈あご先挙上法で気道を確保

息吹き込みは，軽く胸が上がる程度で

❗心臓マッサージは10秒以上中断しない．

(3) AED到着

AEDをできるだけ迅速に装着し，使用します．

胸骨圧迫の中断は最小限にします．

小児の場合，小児用パッドがなければ成人用パッドを使用します．

AEDの使い方

①電源を入れる．

②音声指示に従う．

1. ショック実行ボタンを押す前に，自分も含め誰も患者さんに触れていないことを確認します．
2. 充電中も胸骨圧迫を行い，ショック後はすぐに胸骨圧迫からCPR（心肺蘇生）を再開します．
3. AEDが心電図の解析を行っているあいだに心臓マッサージ係を交代します．

患者さんの具合が悪くなったときの対処法

治療中の患者さんの具合が悪くなったときの対応法の基本は，意識，呼吸，循環のバイタルサインを観察し，その安定化をはかることです．回復するまで気道を確保し，呼吸と循環を補助しながら，バイタルサインの確認をつづけ，手にあまるときは，迅速に119番通報や近隣医師に応援を要請することが大切です．

偶発症の発生を予防するには，既往歴の把握（医科への照会）と，処置中のバイタルサインの把握が肝要です．

参考文献

1) 大渡凡人：全身的偶発症とリスクマネジメント 高齢者歯科診療のストラテジー，医歯薬出版，2012
2) 瀬尾憲司：AHAガイドライン2010と歯科医院での救急対処法，医歯薬出版，2011
3) 入江聰五郎 ほか：バイタルサインを読み解く〜臨床で役立つ解釈と診断法〜，レジデント，7(4)：4-91，2014
4) 椙山加綱：ヒヤリ・ハット こんなときどうする？ 歯科治療時の救急テクニック1，永末書店，2005

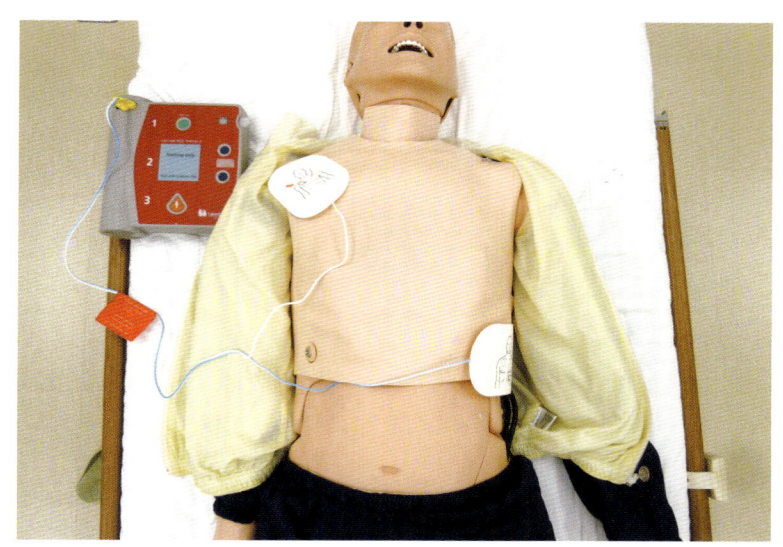

AEDの装着

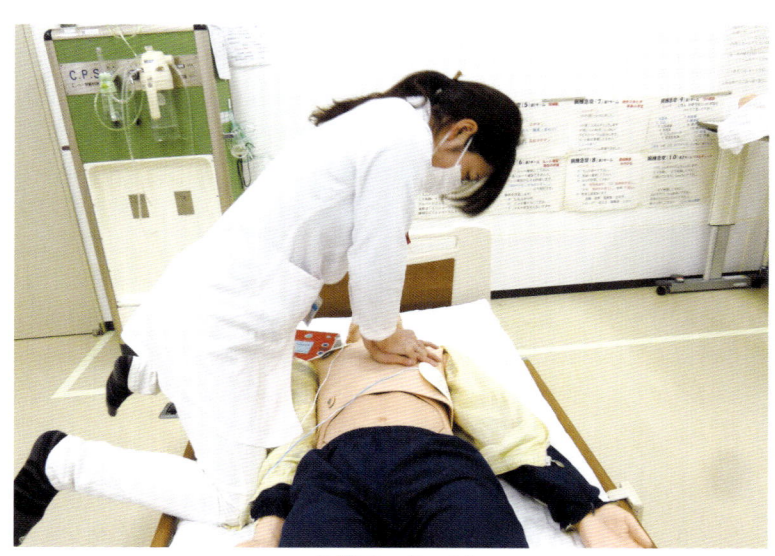

心臓マッサージ

症例 1
48歳，男性

　既往歴は特にありません．右上 8 の抜歯のためキシロカイン® カートリッジによる局所麻酔を行いました．ヘーベルをかけたら，「痛たたたたっ！」というので，局所麻酔を追加しました．すると，額に汗を浮かべ，「ドキドキして気持ちが悪い」と訴えがありました．治療を中断し，モニターを装着してバイタルサインを確認しました．

〈バイタルサイン〉
　意識清明
　呼吸数　22 回/分
　SpO₂　97％
　血圧　182/89 mmHg
　脈拍数　135 回/分

　鼻カニューレで 2 L/分の酸素投与を行い，ゆっくり深呼吸をしてもらうと，徐々に症状は改善しました．

〈10 分後のバイタルサイン〉
　呼吸数　20 回/分
　SpO₂　100％
　血圧　135/79 mmHg
　脈拍数　76 回/分

　気分不快も改善し，探針で右上 8 周囲の感覚を確認すると，局所麻酔がよく効いていたので，酸素投与とバイタルサインのモニターを継続しながら，無事抜歯を行いました．
　キシロカイン® カートリッジには，血管収縮薬としてアドレナリンが含まれています．アドレナリンには，血圧と心拍数を増す働きがあり，これが今回の原因と考えられます．アドレナリンの血中半減期は短いので，安静にしていると血圧は安定し，自覚症状も軽快します．

症例 2
57歳，女性

　3 か月前から，高血圧のため内科に通院し，降圧薬を内服しています．
　左上 4 歯頸部のレジン充填の予定でしたが，高血圧のため，局所麻酔の前にバイタルサインを確認しました．

〈バイタルサイン〉
　血圧　182/110 mmHg
　脈拍数　78 回/分

　歯科処置を中止し，安静にし，深呼吸をしてもらいながら経過観察しましたが，15 分後も，あまり変化しませんでした．

〈バイタルサイン〉
　血圧　178/108 mmHg
　脈拍数　82 回/分

　頭痛，悪心・嘔吐，痙攣，意識障害などの神経症状はありませんでしたが，高血圧切迫症を疑い，主治医に電話連絡しました．歯科治療を中止し，内科で精査し，今後の歯科治療は，内科での血圧コントロールができてから再開することになりました．

　高血圧の患者さんは，少しの刺激でも血圧がすぐに上がってしまいます．安静にして 15 分待っても普段の血圧より 20％以上高いときは，歯科治療は延期したほうがよいでしょう．
　気分不快，頭痛や吐き気などを訴え，高血圧緊急症が疑われた場合には，緊急対応が可能な医療機関に連絡し，指示を仰ぎます．歯科治療恐怖症や白衣高血圧で，普段の血圧コントロールは良好なのに，治療のとき血圧が高くなる患者さんには，精神鎮静法がよい適応となります．

症例 3
28歳，男性

　過去に，歯科医院での局所麻酔で気分が悪くなったり，内科で採血したときに意識消失の経験があります．
　当院には 2 回目の来院で，下顎前歯部のスケーリングの予定です．念のためバイタルサインをモニターしながら処置することにしました．診療室に入ってきたときから，かなり緊張しているようでした．チェアに座ったときのバイタルサインを測定しました．

〈バイタルサイン〉
　血圧　128/78 mmHg
　脈拍数　66 回/分
　SpO₂　99％

　「下の前歯は冷たいものを食べたりするとしみるので，なるべく痛みがないようにお願いします．痛みに弱いもので」と申し入れがあったため，局所麻酔下でスケーリングすることにしました．表面麻酔を行ってから注射針を刺入しましたが，直後に痛みと気分不快，嘔気を訴え，冷汗をかきながら顔面蒼白になりました．バイタルサインを確認しようとモニターの血圧測定ボタンを押したときには，すでに呼びかけに反応なく，呼吸もよくわかりませんでした．応援をよび，119 番通報と AED を要請し，心臓マッサージを開始しました．胸骨圧迫を 3 回行ったところで患者さんが動きました．呼びかけに反応し，呼吸も確認できました．

〈バイタルサイン〉
　血圧　96/45 mmHg
　脈拍数　56 回/分
　SpO₂　100％

　フェイスマスクで酸素を 4 L/分で

投与し，安静を保ちながら約30分間観察を継続しました．そのあいだ，気分不快や嘔気などもなく，顔色も来院時とあまり変わりません．

〈バイタルサイン〉
意識清明
呼吸数　16回/分
血圧　123/78 mmHg
脈拍数　63回/分
SpO_2　99%

そのほかの異常もないことを確認し，その日の処置は中止し，次回，笑気吸入鎮静法下での処置を予定し，帰宅されました．

若年者の歯科治療で最もよく起こる全身偶発症が血管迷走神経性失神（VVS）です．高齢者においても少なくありません．血管迷走神経性失神は，長時間の立位，温暖下での激しい運動，恐怖感や情緒的不安定，激しい痛みなどによって誘発されます．

歯科治療では局所麻酔の恐怖や疼痛が原因となります．自律神経系の突然の失調のために血圧や心拍数が下がり，脳に行く血液循環量が減少し，失神やめまいなどの症状が起こります．また，心停止する場合もあります．失神の前兆として，ふらふら感，発汗，視野のぼけ，頭痛，吐き気，熱感や寒気などがあります．また，顔色が悪くなったり，あくび，瞳孔の拡大，落ち着きがなくなることもあります．意識を失っている時間は，30秒から5分程度です．失神後の回復は早く，積極的な治療も必要ありません．5分以上意識が戻らないときは，ほかの原因を考える必要があります．

血管迷走神経性失神を予防するためには，怖くない，痛くない歯科治療を心がけます．笑気吸入鎮静法など，精神鎮静法を併用することも有効です．

症例 4
78歳，男性

20年前より高血圧の治療を行っています．糖尿病や脂質異常症はなく，5年前より禁煙中です．

今回は，上顎総義歯の義歯調整予定です．待合室でトイレに行ったあと，突然前胸部に絞扼感が出現しました．ソファーで安静にしていましたが，徐々に痛みが増強したため，受付に助けを求めてきました．

受付に呼ばれ，ただちにモニターと酸素を持って待合室に駆けつけました．

〈バイタルサイン〉
血圧　150/62 mmHg
心拍数　64回/分
呼吸数　24回/分
SpO_2　92%

モニター心電図（Ⅱ誘導）ではSTが上昇しています．ACS（急性冠症候群）と判断し，119番通報を要請し，SpO_2が94%以下なので，フェイスマスクで酸素4 L/分で投与を開始しました．

冷汗をにじませ，息苦しさと左肩の痛みも訴えています．今までニトログリセリンを使用した経験はないとのことで，「もうすぐ救急車が来ます」と声をかけながら，AEDをスタンバイし，バイタルサインのモニターを継続しました．

通報後，およそ9分で救急車が到着しました．胸痛出現から今までの様子を申し送り，患者さんは，救急対応の循環器病センターへ搬送されました．

後日，息子さんに経過を尋ねたところ，病院に到着後，カテーテル検査を行い，右冠動脈に閉塞があったため，すぐにステント治療を行ったそうです．経過も順調のようです．

ACSを疑った際，ニトログリセリンは，服用歴を確認してから使用します．診療中にACSが起きた場合には，すみやかに緊急対応が可能な医療機関に搬送します．ST上昇型の急性心筋梗塞では，できるだけ早く冠動脈の再還流が必要です．

血栓溶解療法は，30分以内，本症例のような冠動脈インターベンションは90分以内が目標とされています．搬送までのあいだ，患者さんの不安軽減に努め，バイタルサインの確認，必要ならば酸素を投与，AEDを準備し，心肺停止に備えます．胸部痛の改善がみられても，専門家による治療が必要かどうか判断してもらう必要があります．

編者略歴

神部　芳則　（じんぶ　よしのり）
1980 年　神奈川歯科大学歯学部卒業
1984 年　東京医科歯科大学大学院（医学部機能学系生化学）修了（医学博士）
　　　　　同大学　医学部生化学教室助手
1986 年　自治医科大学歯科口腔外科レジデント
1987 年　自治医科大学歯科口腔外科病院助手
1988 年　カリフォルニア州立大学フレズノ校研究員
1994 年　自治医科大学歯科口腔外科学講座講師
2005 年　自治医科大学歯科口腔外科学講座助教授
2007 年　自治医科大学歯科口腔外科学講座准教授
2009 年　自治医科大学歯科口腔外科学講座教授

井上千恵子　（いのうえ　ちえこ）
1984 年　東京医科歯科大学歯学部附属歯科衛生士学校卒業
1984 年　自治医科大学附属病院歯科口腔外科に勤務
2004 年　自治医科大学附属病院専任歯科衛生士
2014 年　自治医科大学附属病院主任歯科衛生士

秋元　留美　（あきもと　るみ）
1985 年　東京歯科衛生専門学校卒業
1985 年　石川歯科医院（東京都中央区銀座）に勤務
2004 年　那須赤十字病院（旧大田原赤十字病院）歯科口腔外科に勤務
2009 年　那須赤十字病院歯科口腔外科係長

はじめましょう　有病者の口腔ケア
―歯科衛生士のためのチェックポイント―

2015 年 4 月 10 日　第 1 版第 1 刷発行

編　者　神部　芳則
　　　　井上千恵子
　　　　秋元　留美
発行者　木村　勝子
発行所　株式会社 学建書院
　　　　〒113-0033　東京都文京区本郷 2-13-13　本郷七番館 1F
　　　　TEL（03）3816-3888
　　　　FAX（03）3814-6679
　　　　http://www.gakkenshoin.co.jp
印刷製本　三報社印刷㈱

ⓒYoshinori Jinbu, 2015 ［検印廃止］

[JCOPY] 〈㈳出版者著作権管理機構　委託出版物〉
本書の無断複写は著作権法上での例外を除き禁じられています．複写される場合は，そのつど事前に，㈳出版者著作権管理機構（電話 03-3513-6969，FAX 03-3513-6979）の許諾を得てください．

ISBN978-4-7624-0696-6

好評！ **はじめましょうシリーズ** **患者さんに寄り添う口腔ケアのために**

がん患者さんの口腔ケアをはじめましょう

編集　神奈川歯科大学大学院口腔科学講座教授・歯学研究科長　**槻木恵一**
　　　自治医科大学歯科口腔外科学講座教授　**神部芳則**

がん患者さんが来院されたときの対応，口腔ケアの方法を臨床で活躍する歯科衛生士がわかりやすく解説．

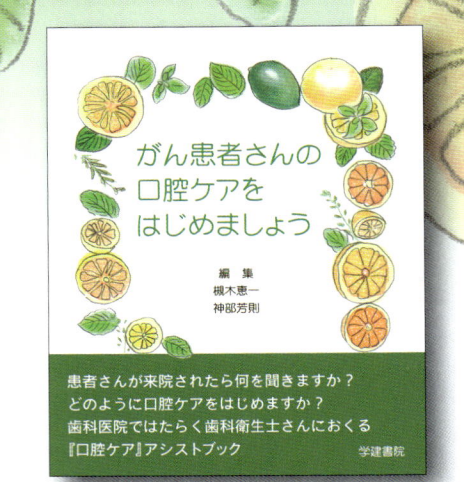

AB判 / カラー / 92頁 / 定価（本体2,500円＋税）
ISBN978-4-7624-0686-7（2013.10/1-1）

主要もくじ
1. 口腔ケアは，がん患者さんのQOLを高める
2. がんって，どんな病気？
3. 薬物による治療
4. 放射線による治療
5. 全身のがんの種類と特徴 ―口腔ケアが大切ながん―
6. がん患者さんが歯科医院に来院したら何を聞きますか？
7. 周術期の口腔ケアのポイント
8. さまざまなセルフケア製品と選択法
9. がん治療に伴う口腔ケアの実際
   1. 放射線療法に伴う口腔粘膜炎
   2. 放射線療法に伴う口腔粘膜炎
   3. 化学療法に伴う口腔粘膜炎，口腔カンジダ症
   4. 化学療法に伴う口腔粘膜炎，口腔カンジダ症
   5. 放射線療法，化学療法に伴う口腔カンジダ症
   6. 口腔がんの治療に伴う嚥下障害
   7. 化学療法に伴う重度口腔粘膜炎による嚥下障害
   8. 放射線療法に伴う口腔乾燥症
   9. 舌がん末期の口腔ケア
   10. 化学療法に伴う口腔粘膜炎（がん終末期）
10. 口腔がん治療後の嚥下訓練
11. 終末期の口腔ケア
12. 周術期口腔機能管理

はじめましょう 摂食・嚥下障害のVF検査

動画CD-ROM付き

編集　自治医科大学歯科口腔外科学講座教授　**神部芳則**
　　　朝日大学歯学部歯科放射線学分野教授　**勝又明敏**

解剖学的な基本事項から，検査の具体的な手技，読影の要点，実際の症例，偶発症，スタッフの役割までをわかりやすくまとめたマニュアル書．

AB判 / カラー / 96頁 / 定価（本体3,000円＋税）
ISBN978-4-7624-0691-1（2014.6/1-1）

主要もくじ
1. 摂食・嚥下とVF検査
2. 嚥下造影
3. 嚥下造影にみるパターン
4. 症例にみる嚥下造影
5. VF検査とVE検査の比較
6. 検査に際してのスタッフの役割
7. 検査に際しての偶発症とその対応

《付属CD-ROM収録　動画メニュー》
① 正常嚥下
② 舌癌リハビリテーション前
③ 舌癌リハビリテーション後
④ 脳梗塞1
⑤ 脳梗塞2
⑥ 脳梗塞3
⑦ 脳梗塞1
⑧ 脳梗塞2
⑨ 脳梗塞3
⑩ 多発性脳梗塞
⑪ 認知症・廃用症候群
⑫ 右小脳・延髄梗塞
⑬ 進行性核上性麻痺
⑭ 脊髄性進行性筋萎縮症
⑮ パーキンソン症候群
⑯ 多系統萎縮症
⑰ 食道癌
⑱ 健常成人の嚥下1（うどん）
⑲ 健常成人の嚥下2（とろみ水）
⑳ 健常成人の嚥下3（プリン）